HERBAL PHARMACOLOGY

한방약리학

한국생약교수협의회 편

도서출판 정담

한방 약리학

강원대학교	약학대학 교수	약학박사	김창민
경희대학교	약학대학 교수	약학박사	육창수
경성대학교	약학대학 교수	약학박사	이정규
대구효성가톨릭대학교	약학대학 교수	약학박사	김종원
대구효성가톨릭대학교	약학대학 교수	약학박사	이인자
덕성여자대학교	약학대학 교수	약학박사	신승원
동덕여자대학교	약학대학 교수	약학박사	도상학
부산대학교	약학대학 교수	약학박사	박종희
삼육대학교	약학대학 교수	약학박사	이숙연
삼육대학교	약학대학 교수	약학박사	임동술
서울대학교	약학대학 교수	약학박사	김영중
서울대학교	약학대학 교수	약학박사	허 훈
서울대학교	약학대학 교수	약학박사	김진웅
성균관대학교	약학대학 교수	약학박사	지옥표
성균관대학교	약학대학 교수	약학박사	이강로
숙명여자대학교	약학대학 교수	약학박사	김태희
숙명여자대학교	약학대학 교수	약학박사	양기숙
영남대학교	약학대학 교수	약학박사	정시련
영남대학교	약학대학 교수	약학박사	이승호
이화여자대학교	약학대학 교수	약학박사	이인란
이화여자대학교	약학대학 교수	약학박사	도정애
원광대학교	약학대학 교수	약학박사	김윤철
전남대학교	약학대학 교수	약학박사	성충기
전남대학교	약학대학 교수	약학박사	이익수
전주우석대학교	약학대학 교수	약학박사	임종필
조선대학교	약학대학 교수	약학박사	정명현
조선대학교	약학대학 교수	약학박사	문영희
중앙대학교	약학대학 교수	약학박사	김일혁
중앙대학교	약학대학 교수	약학박사	이민원
중앙대학교	약학대학 교수	약학박사	황완균
충남대학교	약학대학 교수	약학박사	배기환
충북대학교	약학대학 교수	약학박사	이경순
충북대학교	약학대학 교수	약학박사	노재섭

머 리 말

약학 교육은 의약품(천연물, 합성약물)을 연구 개발하는데 필요한 기초지식을 익히게 하고 각종 질병을 예방하며 치료함으로써 국민의 건강을 증진시킬수 있는 전문 의료인을 양성하는데 큰 목적을 두고 있다.

지난해에는 한약(의약품)에 대한 정책과 변화로 의약품을 취급하는 약사에게도 '한약조제 자격' 시험을 실시하였고 또 '한약사' 제도의 신설로 각 대학에 한약관련 과목을 개설하고 있는 실정이다.

이에 즈음하여 한국생약학 교수협의회에서는 한약관련 과목에 대한 교재 편찬을 위하여 집필진을 구성하여 이미 '한약학개론', '한약자원유통 저장학'을 출판하였으며 이번에 '한방약리학'을 편찬하기에 이르렀다.

앞으로는 한약을 근대 생약학적 관점에서 분석해 분리 성분에 대한 약리 작용을 연구해 나가야 할 것이다.

본 책에서는 현재 방제에서 많이 이용되고 있는 생약의 추출물과 단리된 성분의 약리 작용에 대하여 기술하였으며 앞으로 한약의 약리 작용에 대한 연구를 더욱 추가 보완할 예정이다.

끝으로 본책은 약학 대학 학생의 교재로서 뿐만아니라 한약의 과학화에도 큰 도움이 될 것으로 생각되며 한약 연구의 길잡이로서 그 사명을 다 할수 있기를 바란다.

이 책을 집필하는데 심혈을 기울여 수고하신 집필진 교수님들께 감사드리며 출판을 도와주신 '도서출판 정담' 김 정찬 사장님께도 깊은 감사를 드린다.

1998년 2월

저자 대표

목 차

총론

각론

2. 疼痛性 疾患의 藥物

3. 出血性 疾患의 藥物

4. 精神 · 神經 疾患의 藥物

5. 皮膚 · 粘膜 疾患의 藥物

6. 呼吸器 疾患의 藥物

7. 消化器 疾患의 藥物

제 1 편 총 론(總論)

Ⅰ. 韓藥의 藥理

한약은 자연에서 생산되는 동물, 광물, 식물을 원료로 건조 등의 간단한 처리를 하여 약용으로 사용하는 생약을 동양의학적 치료목적으로 사용되는 것을 일컫는다. 생약은 인류의 원시 시대부터 본능에 따라 이용되어 왔던 것으로 어떠한 약리작용으로 인체의 질병 치료에 사용되는지는 과학이 고도로 발달된 현대에 이르기까지 명확하지 않은 부분이 남아 있다. 이러한 이유로 한의학계는 아직 동양철학적인 논리로 이를 설명하고자 시도하고 있으며, 이는 한약의 이용에 있어서 나름대로의 논리적인 기준을 제시할 수는 있으나, "한방의 과학화"라는 명제에는 중요한 장애요인이 되기도 한다.

인체를 소우주(microcosmos)에 비교함으로써 철학적 논리를 오래전부터 약물의 인체에 대한 작용에 까지 대입시켜 현대에 까지 사용하는 동양권과는 달리 서양은 19세기에 이르도록 자연에는 精(Spritus)이 있어 인체내의 악마를 퇴치한다고 믿어 왔던 것이 18세기의 화학의 눈부신 발전과 더불어 1805년 독일 약사 Sertürner가 아편에서 유기화합물인 morphine을 추출하면서 부터 근대 생약학의 효시를 이루었으며, 이를 시작으로 유효성분의 구명과 함께 이들의 약리작용에 대한 연구가 오늘에 까지 이어져 많은 발전을 이룩하고 있음은 물론 앞으로도 진일보한 연구 결과가 있을 것으로 기대된다.

현대의 약리작용의 정의는 "생체와 약물과의 상호작용"으로써 약물이 생체(주로 동물이나 사람)에 적용되어 흡수, 분포, 대사되어 최종으로 배설되는 과정에서 생체가 이물질인 약물을 처리하는 기구를 발현시킨다. 그 과정에서 약물은 특정한 활성대사물의 형태로 특정한 생체부분(기관 또는 조직)에 분포되어 생리기능 또는 생화학적 과정을 변화시키게 된다. 이것이 약리작용으로 나타나며, 약리효과라는 것이나, 이의 강도나 발현시간은 생체의 처리기구에 크게 영향을 받는다. 즉, 약효의 발현은 생체의 약물에 대한 영향과 약물이 생체에 대한 영향을 고려하는 상반된 방향의 종합효과를 고찰하지 않으면 안된다.

또한 한 개의 약물이 영향을 미치는 생체부분의 변화는 한가지만이 아닌 것이 보통이다. 즉, 약효가 하나만이 아닌 것으로 이의 효과중에는 부작용이나 유해작용도 포함되어 있다. 약리효과가 한정되어 있는 것은 선택성 또는 특이성이 강한 것이라고 하며 부작용이 적다. 하지만 이러한 특이한 효과는 강하게 나타나므로 과량독성 overdosage toxicity를 나타내는 경우가 많으므로 안전한 것만은 아니다. 예를 들어 디기탈리스제제의 약리작용은 심장에 특이한 것이나 이의 강심효과가 강하지만 과하면 독성으로 전환된다.

디기탈리스 성분의 강심 배당체나 아편과실에서 얻어진 morphine, 로도근에 함유된 atropine, 호미카에서 얻은 strychnine 또는 인도사목의 알카로이드인 reserpine등은 강력한 약효를 가진생물 활성물질로써 각종의 식물에서 단리되어 서양의학에서도 유용성이 인정되고 있다. 한방약의 하나인 마황에서 얻은 ephedrine은 마황의 한방적 적용을 대변하는 알카로이드로 작용이 강력하여 서양의학에서도 사용하고 있으므로 동서를 연결하는 중간적 약물이라고 할 수 있다. 이러한 활성물질은 약효가 월등히 강력하여 서양과학의 연구 수단에 의하여 분리, 화학구조의 결정은 물론, 이의 약리작용이나 임상효과등이 충분히 밝혀져 있다.

그리고 천연물질의 화학구조를 기초로 한 유사합성물질의 연구가 진전되어 Morphine에서는 합성진통제 petidin과 이어서 비마약성 강력진통제 pentazosin이 발견되어 널리 사용되고 있다. morphine 골격합성의 전단계인 morphinane이 합성되었지만 이의 유도체로는 비마약성 진해제인 dextrometropane이 개발되었다. 이것이 오늘날 현대 의약품의 개발의 패턴이 되었으며, 의약품화학 medicinal chemistry라는 분야로 발전하였다.

한방약 마황은 「喘咳, 水氣에 유효, 一身黃腫, 惡風, 惡汗, 無汗, 自汗을 주치로하여 두통, 발열, 身疼, 골근통을 兼治」한다고 한다. 현재 이러한 약효는 마황의 알카로이드인 ephedrine에 의한 것으로 생각되어 약리학적으로는 직접 및 간접형 교감신경 흥분약으로 분류하고 있다. ephedrine 등의 마황 알카로이드의 화학적인 분리와 구조결정은 1892년 발표되었으며, 약효와 임상적용은 1924년 처음 구명되어 천식에 사용하였다.

Ephedrine의 구조결정과 천식의 적용에는 32년의 공백이 있었으며, 이러한 알카로이드의 약리작용은 한방약으로서의 마황의 사용을 설명할 수 있으나 이의 전부가 설명되지는 않는다. 이와 같이 한방약의 임상적응증과 분리된 유효성분의 약리작용이 일치함과 동시에 다소의 차이가 있는 것이 다른 성분에도 해당된다. 다른 한방약으로는 강력한 약효와 독성이 있는 부자(附子)가 있다. 부자에 함유한 알카로이드에 속하는 aconitine에 대한 약리작용의 연구도 많이 있다.

이의 독성은 수용액의 가열에 의하여 부분적으로 일어나 감소된다. 그러나 두꺼비나 몰못트의 적출심장에 대한 강심작용은 가열에 의하여 감소되지 않는 것으로 판명되어 강심작용의 본체에 대한 탐색 결과 aconitine계 이외의 물질로써 higenamine이 분리되었다. 또한 昇壓작용이 있는 분획을 연구하여 coryneine chloride (dopamine methochloride)가 분리되었다.

이렇게 활성이 강한 성분이 함유되어 있어 higenamine의 두꺼비 적출심장에 대한 강심효과는 아주 강하지만 이의 화학구조가 catecholamine 또는 이와 유사한 구조를 가진 물질의 작용과 같은 효과를 나타내므로 앞으로 약리학적으로 연구하여야 될 것이다.

이와같이 대표적인 약리효과를 가진 생약에서도 화학적 성분과 이들의 약리학적 상관 관계에 대하여 연구할 것이 많으므로 인삼과 같은 생약에 대하여도 현재 급속히 발전하는 약리학의 연구와 더불어 연구되어야 할 과제가 많을것으로 사료된다.

Ⅱ. 한약의 활성과 성분의 상관관계

1. 한약의 약리활성

한방약에서는 방제의 형태로 복합생약제제를 사용하는 것이 일반적으로 수종의 생약을 조합하여 각각의 장단점을 상호 보완함으로써 일정의 효과를 기대하는 것으로 생각된다. 현대에서는 방제에 이용된 생약에 대하여 천연물화학의 수법으로 성분의 구조를 밝히고 이러한 성분에 대한 약리작용의 본태를 연구할 수가 있으나, 엄밀한 면에서는 개개 성분의 약리작용의 총화가 생약 자체의 약리작용을 대변한다고는 할 수 없다.

이에 성분이 밝혀 지지 않은 생약에 대한 약리작용을 검토한 연구는 무의미하다는 생각으로 연구논문의 게제를 경원시한 까닭으로 생약에 대한 연구가 다른 분야에 비하여 많이 뒤쳐저 있는 실정이다. 더욱이 수종의 생약을 복합한 한방방제에서는 연구를 할 수가 없다는 생각이 지배적이다.

하지만 철학적인 논리로 약물을 취급하는 동양의학이 공존하는 현시점에서 어떠한 방법으로든 현대 과학적으로 표준화된 약물을 취급하여야 된다는 점이 약물의 적용에 있어서 개인적인 오차가 있다는 논지로 간과되어서는 안 될 것이다.

이러한 점에서 고대 한방저서에 기록된 약작용에서 생약의 작용을 귀납적으로 증명하는 연구가 수행되었으며, 이의 결과 근대 생약학의 기원을 이루었다. 하지만 천연물화학의 각종 화학적 기법의 발전에 비하여 약리학적 연구의 발전이 이에 뒷받침하지 못한 관계로 방제에서의 약작용을 실험적으로 구명하는 연구는 아직 미흡하므로 앞으로의 많은 연구가 기대된다.

2. 한약의 유효성분

방제의 연구에서나 독립된 생약 자체의 연구에서 이의 착수에서는 우선 총 엑기스의 약리활성을 검정한다. 이 약리활성은 함유성분에 유래하므로 약리활성의 factor로 성분을 탐색하게 되고, 이것은 생약의 활성-성분 인과관계로 취급되어 이의 원리를 다음 그림과 같이 표시할 수 있다.

Activity-Component Causation

방제
- 생약 A
  - 분획 A_1 (a_1)
  - 분획 A_2 (a_2)
    - 기지성분 A_{21}
    - 미지성분 A_{22}
- 생약 B
  - 분획 B_1
  - 분획 B_2
    - 기지성분 B_{21}
    - 미지성분 B_{22}

Pharmacologically Sequential Fractionation

i) $a_2 \rangle a \rangle a_1$ ii) $a \fallingdotseq a_2$ y%

a: 약리활성 y: 수량

용매의 극성에 따라 분획한 분획분에 대한 약리활성과 이를 계속 분획한 분획분에 대한 약리활성의 강약을 비교하여 전 단계의 분획에서 이의 수율비를 산출하여 이에 따라 활성비를 수정한 후, 만일 수율이 반이 되어도 약리활성이 2배이상되면 이를 약리활성의 factor로 계속 분리 추적한다. 추출단계에서 유효성분이 분해하여 불활성 상태로 되는 경우도 생각할 수 있으나, 이를 위하여도 추출분획분의 엑기스 함량을 가능한 최적의 조건에서 정량화할 필요가 있다.

이렇게 정량적으로 분획하여 약리활성을 검정하여 유효 활성성분을 추적하는 것을 Pharmacologically Sequentional Frationation 이라고 하며, 이러한 과정으로 생약에서 유래하는 유효성분을 결정하기 위하여는 도표 아래의 조건 i) 과 ii)를 만족하지 않으면 안되지만, 실제에서는 원칙에 따라서만 진행되는 것이 아니라 유효성분의 탐색 목표에 주안점을 두어 충분한 실용적인 가치를 생각하여야 한다. 약리활성 추적 분획검정법에서 연구방법의 판단이 중요한 역할을 하는 실험예를 들면 다음과 같다.

〔예 1〕 지표활성 이외의 유효성분

辛夷는 진정, 진통약으로 비염이나 축농증에 辛夷湯으로 상용되는 생약이다. 같은 속 식물인 후박의 유효성분 magnocurarine에 curare様 작용이 있는 것으로 보고되어 있어, 골격근의 신경근접합부작용을 검토하였다. 이 결과 추출액 B (그림참조)에서 얻어진 결정에서 강력한 curare 작용을 확인하였으며, 이 유효성분이 d-coculaurine인 것으로 밝혔다.

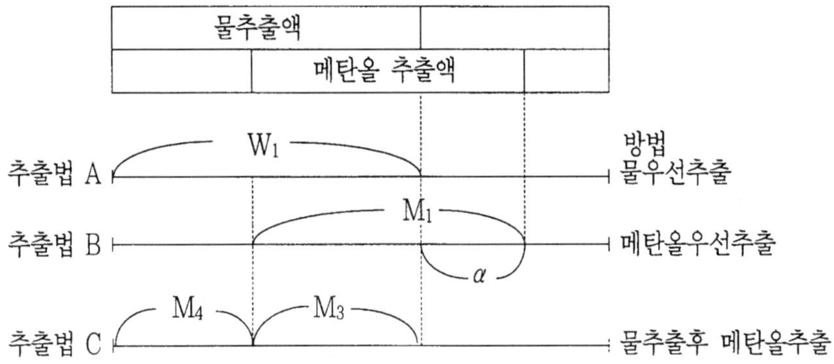

추출법과 유효성분의 관계

추출법과 유효성분의 관계 그림에서 추출법 B의 α분획에 d-coculaurine이 함유되어 있다. 각 분획의 약리활성의 관계를 표시하기 위하여 골격근을 수축하는 활성을 기호 ↑로 나타내고, 역으로 이완시키는 활성을 기호 ↓로 나타내면, $\uparrow W_1 = \downarrow M_4 + \uparrow M_3$ 의 관계가 대략 성립한다. 또한 약리활성은 M_4 보다 M_3가 강하게 나타나므로 $\downarrow M_4 \in \uparrow M_3$ 를 얻을 수 있다. 이와 같이 $\downarrow M_1 = \uparrow M_3 + \alpha$ 되므로 $\uparrow M_3 \in \downarrow \alpha$ 가 되어, 이로 부터 $\downarrow M_4 < \downarrow \alpha$ 가 추정된다. 실제로 각 분획에서 근이완작용이 가장 강한 유효성분은 d-coculaurine 으로 α분획중에 있는 것으로 증명되었다. 이상은 메탄올 추출법에 의한 것으로 일반적으로 한방약은 물 또는 온탕으로 달인다.

이는 추출법 A로써, 물추출에 의한 최초의 W_1 분획을 얻었으며, 이의 약리활성은 골격근을 수축시킨다. 드디어는 d-cocularine의 이완작용과 반대되므로 추출법 C로써 물엑기스를 메탄올로 분획하여, 이러한 관계를 검토하면 M_3 분획이 물엑기스 W_1과 같은 약리활성을 나타내고 강도도 증대되었다. 따라서 물엑기스의 작용은 M_3 분획분의 성분으로 설명하지 않으면, 신이의 약리활성은 해결되지 않는다.

〔예 2〕 분획방법에 의한 차이

작약의 진경작용은 이의 유효성분 paeoniflorin에 유래된 것으로 성분과 약리연구의 관련 보고가 있다. 이에 의하면 골격근에 대한 성분의 작용도 검토되어 있지만 효과가 없었다.

작약은 감초와 같이 방제에 이용되는 것으로 근수축을 현저히 이완하며, 이는 paeoniflorin으로 설명할 수 없는 것이다. paeoniflorin의 골격근 이완작용을 토끼 복직근에 의한 실험 및 mouse 횡격막에 의한 실험에서 어떠한 효과도 나타내지 않는다는 것을 확인하였다. paeoniflorin과는 별도로 근이완작용의 성분이 있을 수 밖에 없다는 가정으로 새로운 분획방법을 이용하여 검토하였다.

약리활성 추적검정법에 따라 작약의 골격근이완효과를 가진 분획을 얻어 HPLC에 의하여 단일 물질을 분리하였다. 이 물질은 토끼 縫工筋의 신경근표본에서 근직접자극작용을 약하게 하여 억제하는 것으로 나타났다. 이 물질은 paeoniflorin과 관련이 있는 구조식을 가지므로 paeoniflorigenone으로 명칭하였다.

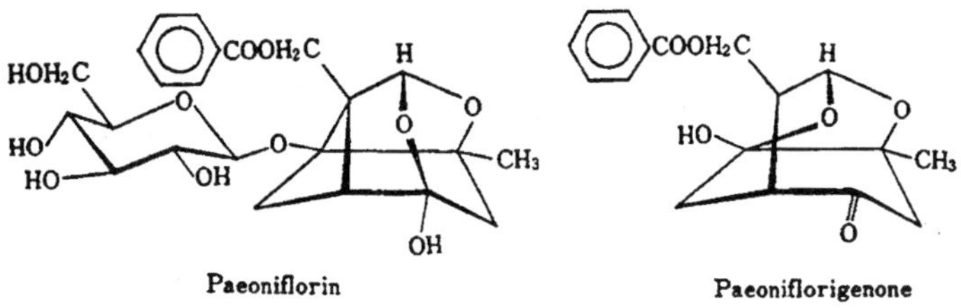

작약의 유효성분의 구조

〔예 3〕 추출 용매에 의한 차이

인삼은 이의 주요성분인 사포닌류에 의하여 여러 가지의 생리활성을 보이는 것으로 증명되어 있다. 약리실험에 의하여 혈당강하작용이 확인되었으나, 이를 지표로한 추적검정실험에서 사포닌류가 아닌 다른 성분에 의한 것으로 밝혀졌다. 사포닌 성분의 추출을 목적으로 한 메탄올 추출법과 혈당작용을 나타낸 물추출 엑기스의 추출법을 비교 검토한 결과를 다음 표에 표시하였다. 두가지 추출법에 의한 최초의 분획은 물추출액의 경우가 수율이 높으나 사포닌 함유량은 반대로 적다. 또한 원래 사포닌은 n-BuOH 분획분에서 얻어지지만, 밝혀진 것으로는 메탄올 추출법에 의한 것이 n-BuOH의 분획이 많고, 이 분획에서 얻어지는 사포닌의 함량도 많다. 이것의 혈당강하효과를 Alloxan 당뇨병 mouse로 검토하면 최초의 분획도 최종의 활성분획도 물추출법의 경우가 활성이 높았다. 결국, 인삼의 혈당강하작용은 사포닌의 함유량과 반대되는 것을 의미한다. 이러한 사실에서 혈당강하작용은 사포닌이 아닌 다른 성분에 유래된다는 것을 알게 되었다.
이상은 사포닌은 혈당강하효과가 전혀 없다는 것을 확인한 것으로 활성과 성분의 인과관계를 추적한 결과에서 얻어진 성과이다.

인삼의 사포닌 수율과 혈당강하효과

	수 율 %				혈당강하작용 ED_{50}(mg/kg)	
	최초의 분획분		n-BuOH 분획분		최초의 분획물	활성 분획물
	전체	saponin	전체	saponin		
물추출법	32.0	0.48	1.2	0.35	43.1	8.9
메탄올추출법	6.7	1.34	1.9	1.28	70.5	17.9

〔예 4〕 共存활성성분

활성과 성분의 인과관계를 추적하여 한방용 생약의 약리활성의 유래성분을 알 수있으나, 원래부터 알려진 유효성분을 함유하고 있어도 생약의 약리활성에 어떠한 영향을 미치는지 검정하지 않으면, 이의 활성이 감추어지는 경우가 있다. 이러한 예를 인삼 사포닌의 연구에서 볼 수 있다. 즉, 인삼 사포닌 ginsenoside Rb_1에는 중추억제성의 활성이 인정되는 한편 ginsenoside Rg_1에는 반대로 중추흥분성의 활성이 증명되었다. 이의 약리연구에는 각각의 함유 사포닌 성분에 있어서의 개별의 실험결과로써, 양자의 함유량 관계나 공존에 따른 활성에 대하여는 검토가 없으나, 인삼의 총엑기스에는 원칙적으로 어떠한 활성도 나타나지 않는 경우도 있는 점을 지적할 수 있다. 생약중에 서로 상반되는 2개의 성분이 공존하는 경우는 인삼 뿐만이 아니라 다른 생약의 연구에도 경험된다. 생약도 이의 前身은 살아 있는 생명체이었다는 것을 생각하면 생체내에 서로 조절되는 물질이 공존한다는 것은 불가사의하지 않다. 이를 경험적으로 잘 이용하면 새로운 활성성분을 만들 수 있는 수단이 된다.

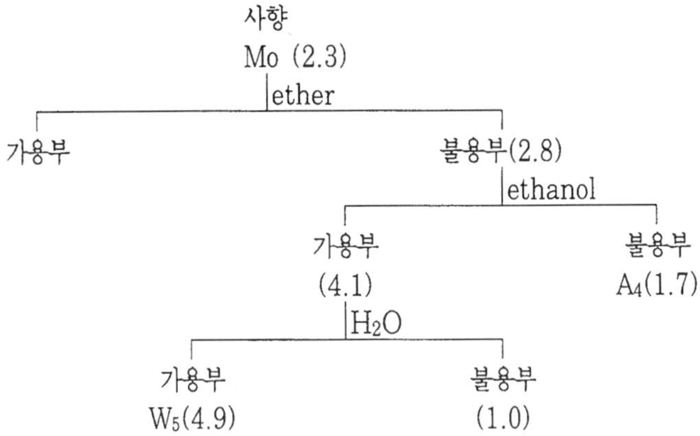

사향 분획분의 약리활성 추적검정

반대로 활성이 유사한 것이 공존하는 예로는 동물성 생약의 하나인 사향의 연구에서 볼 수 있다. 사향의 물엑기스 Mo 에는 심장수축을 단독으로 야기하지 않는 농도에서 isoprenaline의 수축작용을 확실히 증강하는 활성을 보였다. 동시에 이 Mo 분획은 기관지절에 대하여 isoprenaline의 이완작용을 더욱 증강시키기도 한다. 예에 따라 이의 활성과 성분의 인과관계를 그림에 나타난 바와 같이 추적하면 (그림중의 숫자는 심근에 대한 isoprenaline에 의한 수축증강작용의 활성비를 나타냄), 심근수축증강작용이 강한 분획은 W_5로 나타났다. 그러나 W_5 분획에는 기관지근이완증강효과는 보이지 않는다. 이를 검토하면, 이것은 A_4 분획에 존재하고 있다는 것을 시사한다. 즉 Mo 분획의 단계에서는 COMT 저항성이 있는 salbutamol의 평활근 이완작용은 증강하지 않고, W_5 분획보다도 COMT 저해활성이 강하게 보이므로, A_4 분획의 β효과 증강작용은 COMT 저해에 의한 것으로 추정된다.

이와 같이 Mo 분획에 나타난 β효과 증강작용은 W_5 분획과 A_4 분획의 각각의 작용기전이 다른 활성에 의하여 종합되어 나타난 것으로 해석할수 있다.

〔예 5〕 활성유래 유효성분으로 부터의 전개

인진호는 대황, 산치자와 같이 인진호탕으로 카타르성 황달 등에 이용하므로, 이담작용중 담즙배설효과를 검토하였다. 총담관말단의 오디괄약근의 적출표본을 이용한 평활근 이완작용의 활성에서는 인진호의 단독효과가 주효과가 있는 것으로 나타났다. 다음으로 인진호의 성분에는 최근 capillarisin도 발견되어 있지만, 6,7-dimethylesculetin이 이의 활성유래 성분인 것을 활성-성분인과관계에 의하여 밝혀졌다.

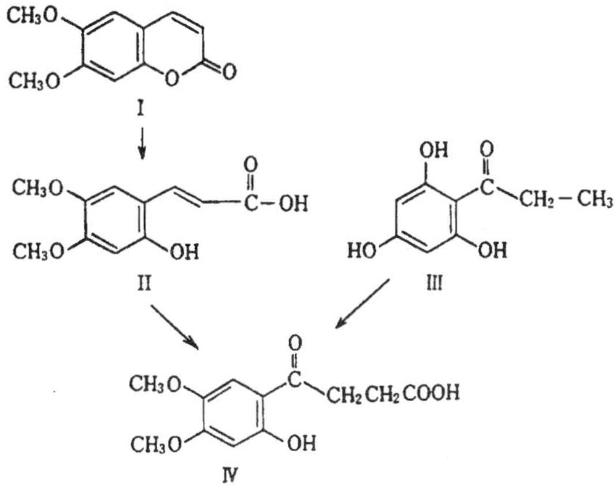

성분구조로부터 전개된 약을 찾는 법

이 esculetin은 오디괄약근을 상당히 강하게 이완하여, 담즙분비작용을 현저히 한다. 이를 기준으로한 구조와 활성의 상관관계 연구에서 새로운 유도체를 합성하였으며, 이 물질은 esculetin보다 담즙평활근 이완효과가 더욱 증대하였고, 작용기전도 전혀 다른 cyclic AMP protein kinase를 직접 자극하여 이완하는 것으로 증명되었다. 이로써 새로운 기전의 담즙분비작용약이 만들어졌다.

Ⅲ. 한방약작용으로의 회귀

이상과 같이 한약의 활성과 성분의 인과관계를 척도로한 유효성분으로의 약리연구의 몇 가지를 정리하여 소개하였다. 이 중에는 활성-성분인과관계에 직접 관여되지 않는 연구의 경우에도, 성분의 활성과 한방생약의 관련성을 검토하는 과정에서 유력한 판단기준이 되는 것을 얻는 것이나, 예상외의 유효성분을 볼 수 있는 가능성도 있는 것을 보였다.

이의 바탕에는 한방의학을 전제로하여 한방생약을 자리메김하는 思潮가 있다. 한방의학에서도 현대에 이르기까지 시대적으로 해석이 다르며, 証에 대하여 이해하는 방법도 반드시 하나가 아닌채 오늘에 이르고 있다. 현대는 이것을 실험적 실증성에 의하여 과학적으로 검토할 수 밖에 없는 시대라고 생각한다. 이를 위해서, 한방의학을 절대시 하지말고, 과거의 경험칙(經驗則)을 한 작업가설로 이용하여 연구의 계기로 하는 것이 합리적일 것이다. 방제의 효과가 이것을 구성하고있는 한방생약의 주효과에 의하여 나타나므로, 이것을 어떠한 유효성분으로 설명할 수 밖에 없게 된다. 결과적으로는 미지성분을 예측하지 않으면 안되는 경우도 있고, 기지성분이 이의 본체인 경우도 일어날 수는 있다.

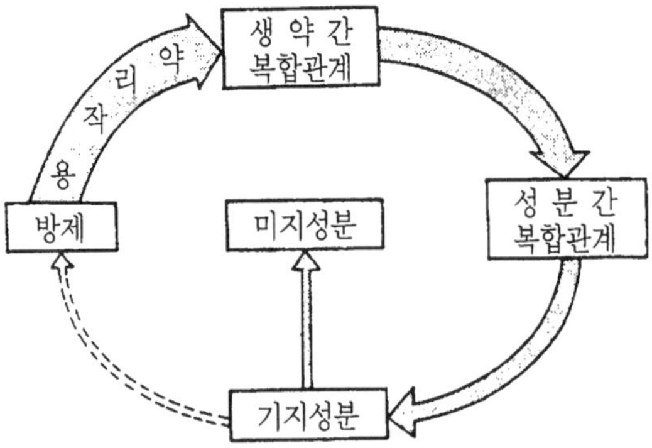

한약 연구의 방법론-연구 전개의 방향성

이것과 전혀 다르게 이떠한 전제에도 구속되지 않고, 오늘의 문제로 제기하여 취급하는 연구도 당연하며, 이에 의한 성과도 기대된다. 이것은 한방생약을 한방의학에서 일단 분리하여, 의약품 후보

재료로써 위치하게 할 수 있다고 생각된다. 이러한 연구방침에 의하여 많은 유효성분이 밝혀졌고, 이러한 것은 기지성분으로 하여 연구의 교두보적 역할을 수행하게 된다면, 활성-성분의 인과관계 연구도 해명이 쉬워질 것으로 확신한다. 또한, 이의 유효성분이 한방생약의 함유성분에 그치지 않고 단지 천연물로써 성분재료만으로 연구하게 되면 한방약 작용의 연구에서 벗어나게 된다. 이는 朝比奈泰彦先生의 「약의 연구는 생약에서 시작되어 생약으로 돌아간다」는 警句가 오늘에도 지침이 되는 것이다.

제 2 편
각 론(各論)

第一章
全身性 疾患의 藥物

1

全身性 疾患의 藥物

병이란 대체로 전신성이라고 하는 동양의학의 관점에서 생각할 수 있어 발열(發熱), 오한(惡寒), 피로(疲勞), 도한(盜汗), 음위(陰痿), 비만(肥滿), 황달(黃疸), 출혈(出血)성 경향, 빈혈(貧血), 복수(腹水), 부종(浮腫), 동계(動悸), 냉(冷) 등의 여러증상에 많이 사용되는 약물을 다룬다

1. 계피(桂皮) Cinnamomi Cortex

【기원】 녹나무과(Lauraceal)에 속하는 계피나무 *Cinnamomum cassia* Blume 또는 그 밖의 동속식물의 수피를 그냥 또는 주피를 다소 제거한 것이다.

【효능】 육계 : 보화조양(補火助陽), 산한지통(散寒止痛), 활혈통경(活血通經)

계지 : 발한해기(發汗解肌), 온통경맥(溫通經脈), 통양화기(通陽化氣), 평강충역(平降衝逆)

【성분】 정유로서 Cinnamic aldehyde, o-methoxy cinnamic aldehyde, triterpenoid로서 cinncassiol A, C_1, C_2, C_3, D_1, D_2, D_3, D_4 등이 존재한다.

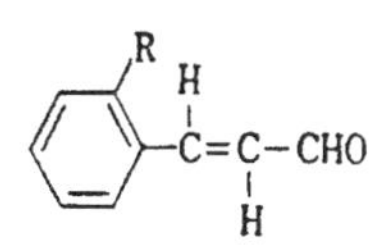

cinnamaldehyde R=H

o-methoxycinnamaldehyde R=OCH_3

【약리작용】 Cinnamaldehyde는 LD_{50} 132mg/kg, iv., 610mg/kg i.p., 2225mg/kg p.o.이다. *Epidermophyton inguinale*(병원성사상균)에 발육억제, 살균작용(128,000배)을 나타내며 mouse에 투여하면 운동억제, 안검하수(眼瞼下垂), 이혈관확장(耳血管擴張), 호흡촉진, 운동실조를 나타낸다.

초산 writhing법에 억제효과(125mg/kg,p.o.), mouse 체온의 하강, 개의 혈압을 하강시키고 (5-10mg/kg, i.v.), 後肢의 혈류량을 증가시키며 심장의 내인성 cathecholamine을 유리하여 강심작용을 발휘한다.

흰쥐의 위운동을 일과성으로 억제 (5mg/kg i.v.), 담즙분비를 항진(500mg/kg, p.o.)시키며, mouse 拘束水浸 stress성 궤양을 억제(250mg/kg, i.p.)한다.

O-methoxycinnamaldehyde : *Aspergillus parasiticteus* 등 4종의 mycotoxin산생균의 발육을 완전억제(100-200㎍/ml)하며 *Microsporum canis* 등 5종의 피부 사상균에 강한 항균활성이 있고, 최소 발육 저지농도는 3.12-6.25㎍/ml이다. 한편 항세균작용은 50㎍/ml에서 볼 수 없다.

정유 : 계피유는 병원성 사상균에 32,000배에서 살균작용, 128,000배에서 발육억제작용, 개구리에 정유 2% 제 5ml/kg, i.p.투여하면 일과성 흥분후 억제하여 죽는다. 개구리, 토끼 혈관 표본에서 혈관 확장작용을 나타낸다.

엑스 : 계피의 물Ex.(脫精油)의 LD_{50} 4980mg/kg, i.p.이며, Hexobarbital에 의한 수면실험에서 250mg/kg i.p.로 연장작용을 나타낸다. 초산법 writhing syndrome을 1g/kg p.o에서 억제하며, 1×10^{-4}g/ml로 in vitro에서 항보체작용이 있다.

【임상응용】 두통, 발열(發熱), 오풍(惡風), 체통(体痛)

【처방】 계지탕(桂枝湯), 영계출감탕(苓桂朮甘湯), 시호계지탕(柴胡桂枝湯), 계지감초탕(桂枝甘草湯), 계지가계탕(桂枝加桂湯)

2. 시호(柴胡) Bupleuri Radix

【기원】 미나리과(Umbelliferae)에 속하는 참시호 Buplerum falcatum L. 및 그 변종식물의 뿌리.

【효능】 소산퇴열(疏散退熱), 소간해울(疏肝解鬱), 승양거함(升陽擧陷)

【성분】 saponin; saikoside Ia, Ib, II, saikosaponin a, c, d, e, f, b_1, b_2, b_3, b_4.

【약리작용】 Saikoside는 중탕에 의해 효과가 증가된다. Crude saikoside는 중추억제작용을 나타내며 LD_{50} 4.70g/kg p.o.이다. Climbing test, 수면연장실험, 조건회피반응에 의해 진정작용, 초산법, 압자극법에 의한 진통작용, 기계적 자극법에 의한 진해작용이 있다.(ED_{50} 9.1mg/kg, i.p.)

항염증, 항궤양 등 dextrin 부종, granuloma pouch법에 의한 육아증식억제작용, CCl_4에 간장해 흰쥐에 대해 혈청 Alp치의 유의성 있는 감소, GOT, GPT, BSP치의 감소 및 Stress궤양 예방효과가 있다.

Saikogenin A는 중추억제, 진정작용, Saikosaponin a, c, d 혼합물은 granuloma pouch법에 의한 항삼출작용, 항육아 증식작용이 있다. 흰쥐 절제간의 단백질촉진, 흰쥐의 간 glycogen함량증가, cholesterol사육 흰쥐의 혈장 cholesterol, triglyceride 및 인지질 생성의 억제를 일으킨다.

Saikisaponin b_1, b_2의 경구투여로 arthus 반응을 억제하며, saikisaponin b,c의 복강내 투여로 D-galactosamine에 의한 간장해 흰쥐의 혈청 GOT, GPT치를 감소한다.

시호계지탕(柴胡桂枝湯)의 분말엑스를 조제하여 연체동물의 적출복족신경절 세포(摘出腹足神經節細胞)에 pentylenetetrazole작용, 항경련, 마취작용 등의 보고가 있다.

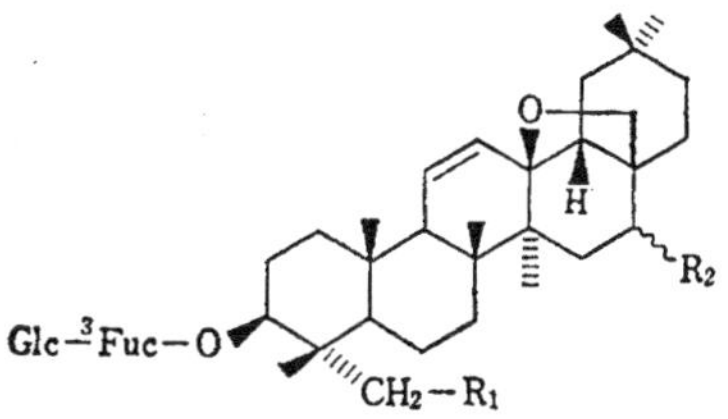

	R_1	R_2
saikosaponin a	OH	β-OH
saikosaponin d	OH	α-OH
saikosaponin e	H	β-OH

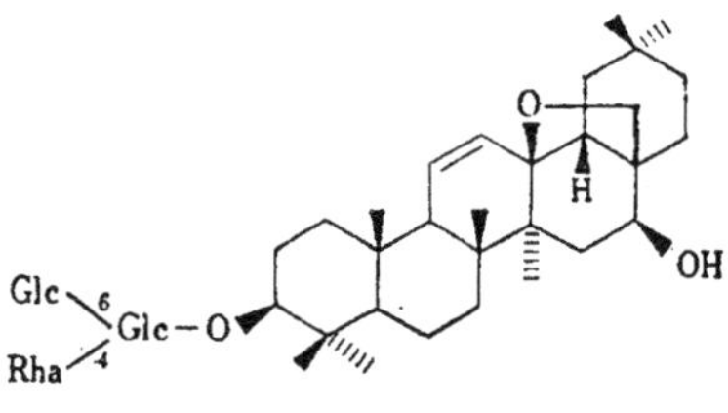

saikosaponin c

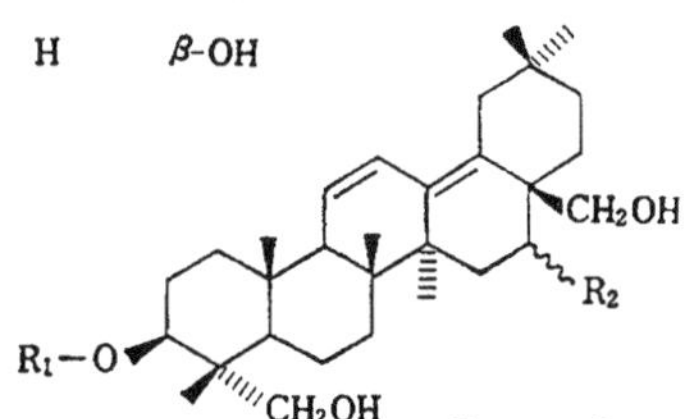

	R_1	R_2
saikosaponin b_1	Glc-3Fuc-	β-OH
saikogenin A	H	β-OH
saikosaponin b_2	Glc-3Fuc-	α-OH

【임상응용】 만성신염, 만성간염, 흉협고만, 해열, 항염, 진해, 부신피질 당질콜티코이드의 이탈을 용이하게 한다.

【처방】 사역산(四逆散), 십미패독탕(十味敗毒湯), 소시호탕(小柴胡湯), 대시호탕(大柴胡湯), 을자탕(乙字湯)

3. 석고(石膏) Gypsum

【기원】 천연의 함수탄산칼슘 $CaSO_4 \cdot 2H_2O$

【효능】 청열사화(清熱瀉火), 제번지갈(除煩止渴), 수렴생기(收斂生肌)

【성분】 $CaSO_4$ $2H_2O$가 주성분이며 $CaSO_4$ 소량, SiO_2,. MgO, Al_2O_3, Fe_2O_4미량

【약리작용】 石膏煎液은 渴 모델동물(절수, 발열물질, 이뇨제, 식염투여, 폭사열폭노)를 사용하여 지갈(止渴)작용이 인정되며 혼합 백신 발열토끼에 대하여 해열작용이 있다. 토끼, 고양이에 정맥투여에 의해 심박감소, 호흡의 경도억제, 혈류량의 감소를 증가시키며, 말초혈관 확장작용, 양측경동맥 폐쇄에 의한 혈압상승에 대해 강하작용을 일으키며, 흰쥐 적출자궁근의 운동항진, mouse 소장의 내용물 수송능의 억제, 혈액응고시간 단축, 뇨배설증가, 흰쥐 담즙분비량 감소 등을 나타낸다.

【임상응용】 염증성증후, 해열, 지갈, 진해

【처방】 대청룡탕(大青龍湯), 죽엽석고탕(竹葉石膏湯), 백호탕(白虎湯), 마행감석탕(麻杏甘石湯)

4. 황기(黃耆) Astragali Radix

【기원】 콩과(Leguminosae)에 속하는 황기 *Astragalus membranaceus* Bunge의 뿌리를 말린것이다.

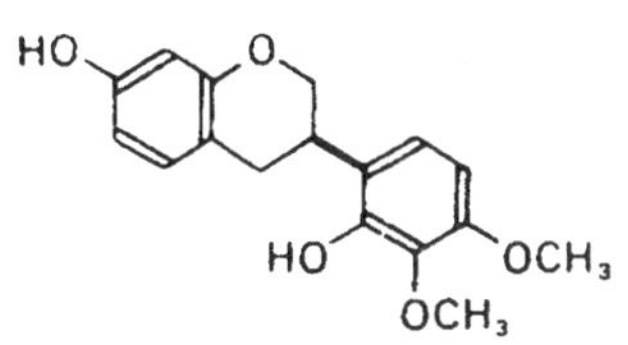

astraisoflavan

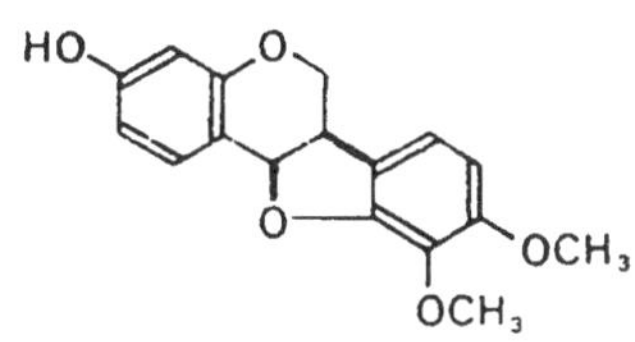

astrapterocarpan

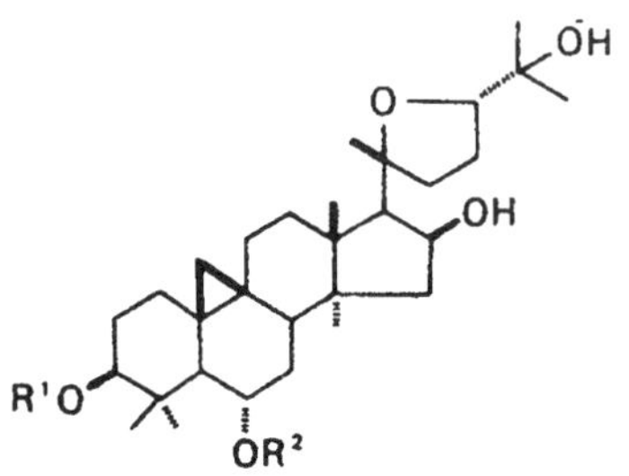

	R^1	R^2
astragaloside I	Xyl (2,3-diAc)	Glc
astragaloside II	Xyl (2-Ac)	Glc
astragaloside III	Glc $\xrightarrow{2}$ Xyl	H
astragaloside IV	Xyl	Glc

【효능】 보기승양(補氣昇陽), 익위고표(益衛固表), 탁창생기(托瘡生肌), 이수소종(利水消腫), 생진지갈(生津止渴)

【성분】 flavonoid로 formononetin, 3′-hydroxyformononetin, isoliquiritigenin, saponin, astragaloside I-VIII, soyasaponin I, γ-aminobutylic acid, betaine, polysaccharides

【약리작용】 순환기에 대한 작용으로 알콜 및 에텔엑스는 혈압하강, 혈관확장, 토끼적출심장의 수축력, 박동수를 함께 억제하며 Histamin과는 작용이 반대이다. 장관에 대한 작용으로 모르못 적출소장에 수축작용(Ex. 10%용액), atropine으로 길항하지 않고 항 histamine제에 의해 억제된다. 성주기에 대한 작용은 10% 수침액이 흰쥐에 발정기를 야기시키며, 거세한 것에서는 인정할 수 없다.

이뇨 및 신염에 대한 작용은 흰쥐, 토끼, 개 등에 현저한 이뇨작용이 있으나 대량에서는 뇨량이 감소한다. 혈청투여에 의해 흰쥐에 생기는 실험적 신염의 발생을 억제하고 단백뇨와 고cholesterol 혈증의 발생을 지연시킨다.

Polysaccharide는 Carbon clearance activity와 antibody 생성촉진, 비장과 간장의 RNA의 합성을 증대하는등 면역부활작용(Immunomodulator)으로서의 대사 조절기능이 있다.

【임상응용】 강장, 강심, 이뇨, 지한약으로 허약체질, 영양불량, 땀기능부전, 급성, 만성신염에 사용한다.

【처방】 황기건중탕(黃耆健中湯), 방기황기탕(防已黃耆湯), 계지가황기탕(桂枝加黃耆湯), 보중익기탕(補中益氣湯)

5. 감초(甘草) Glycyrrhizae Radix

【기원】 콩과(Legminosae)에 속하는 유럽감초 *Glycyrrhiza glabra* L., 만주감초 Glycyrrhiza *uralensis* Fischer및 같은 속 식물의 뿌리 및 주출경을 그대로 또는 주피를 제거한 것

【효능】 익기보중(益氣補中), 윤폐지해(潤肺止咳), 청열해독(淸熱解毒), 완급지통(緩急止痛), 조리약성(調利藥性)

【성분】 triterpenoid: glycyrrhizin, flavonoid: liquritigenin, liquiritin. isoflavonoids; licoricone

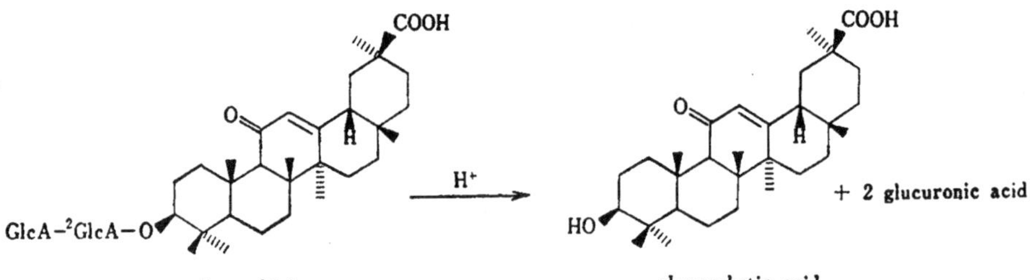

glycyrrhizin　　　glycyrrhetic acid

【약리작용】 감초 Ex.는 진경작용, deoxycorticosteron양 작용 estrogen양작용, 실험적 피부장해치유 작용, 진해작용이 있다. Glycyrrhizin을 함유하지않은 FM100분획은 진경작용, 위액분비억제 작용, 괴양수복 촉진작용이 있다. Glycyrrhizin, glycyrrhetic acid는 부신피질의 수전해질, 당질홀몬양작용, 진해작용, 항염증작용, 항 allergy작용, 해독작용이 있다.

Isoflavonoids는 estrogen양작용 flavonoid는 진경작용이 있고 그 작용양식은 papaverine양의 향근육성의 작용이다.

【임상응용】 교미, 완화, 진해거담약, 염증, allergy, 소화성궤양

【처방】 감초탕(甘草湯), 감맥대조탕(甘麥大棗湯), 자감초탕(炙甘草湯), 감초사심탕(甘草瀉心湯), 이진탕(二陳湯)

6. 지황(地黃) Rehmanniae Radix : 숙지황(熟地黃) ; Rehmanniae Radix preparata

【기원】 현삼과(Scrophulariaceae)에 속하는 지황 *Rehmannia glutinosa* Libosch. *var. purpurea* Makino또는 그밖의 동속식물의 신선한 뿌리(생지황) 또는 찐것(숙지황)이다.

【효능】 생지황 - 清熱凉血, 養陰生津　　숙지황 - 補血滋陰, 益精塡髓

【성분】 당 또는 당 alcohol로 D-glucose, D-fructose, raffinose. D-galac-tose, mannnotriose, stachyose, verbascose, mannitol등이 있으며, ste-rol 성분으로 β-sitosterol, Iridoid계 성분으로 catalpol, rehmannoside, aucubin, nelitoside, rehmanninoside, leonuride가 있다. 건지황, 숙지황에는 cerebroside, acetoside, 5-hydroxymethyl-2-furfuraldehyde 기타 carotinoid, vitamin A, 지방산, aminoacid 등이 알려져 있다.

【약리작용】 물엑스, 알콜엑스의 경구투여로 토끼의 혈당을 내려주며 adrenalin과혈당에는 효과가 없으나 ammonium chloride 과혈당에 유효하며 catalpol 분획은 alloxan 당뇨 mouse에 대하여 혈당 강하작용이 있다.

지황엑스는 강심, 혈압상승, 소량에 혈관수축, 대량에 혈관확장작용이 있고 강심, 신혈관확장 작용에 기인하는 이뇨작용을 볼 수 있다. Catalpol에는 mouse에 대하여 지효성인 완하한 사하작용 및 이뇨작용이 있다.

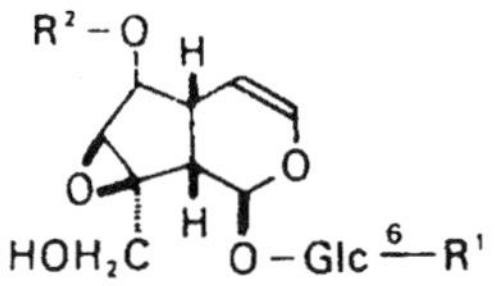

	R^1	R^2
catalpol	H	H
rhemannioside A	Gal	H
rhemannioside B	H	Gal

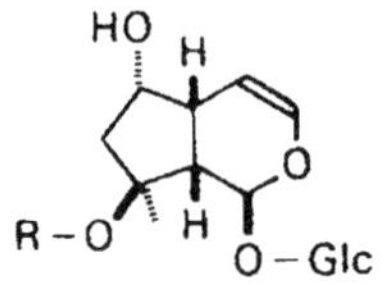

	R
leonuride	H
rhemannioside C	Gal

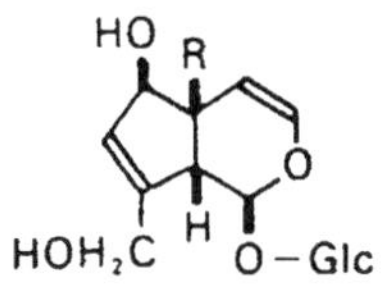

	R
aucubin	H
melittoside	-O-Glc
rhemannioside D	-O-Glc $\overset{2}{—}$ Glc

【임상응용】 보혈, 강장, 해열, 지갈, 완하등의 목적으로 방제에 배합된다.

【처방】 사물탕(四物湯), 자감초탕(炙甘草湯), 십전대보탕(十全大補湯), 팔미환(八味丸)

7. 대추(大棗) Zizyphi Fructus

【기원】 갈매나무과(Rhamnaceae)에 속하는 대추나무 *Zyzyphus jujuba* Miller *var. inermis* REHD. 의 열매이다.

【효능】 보중익기(補中益氣), 양혈안신(凉血安神), 완화약성(緩和藥性)

【성분】 D-fructose, D-galactose, sucrose, triterpenoid로 oleanolic acid, maslinic acid, maslinic acid 3-p-coumaroylate류, aliphitolic acid 및 2- 또는 3-p-coumaroyl류, betulinic acid, betulonic acid, ursolic acid, saponin성분으로 zizyphussaponin I, II ,III, jujuboside B 기타 rutin, scopoletin 등이 있다.

【약리작용】 생약 50% methanol 냉침 엑스등을 항 stress ulcer작용을 검색한 결과 대추(32.8%) 세신(43.4%) 시호(55.8%) 패모(66.9%)등 항궤양작용이 있다. 대추 물추출액중에 cyclic AMP양 활성물질의 존재와 말초백혈구에 cyclic AMP치가 증가되었다. 항 allergy작용,

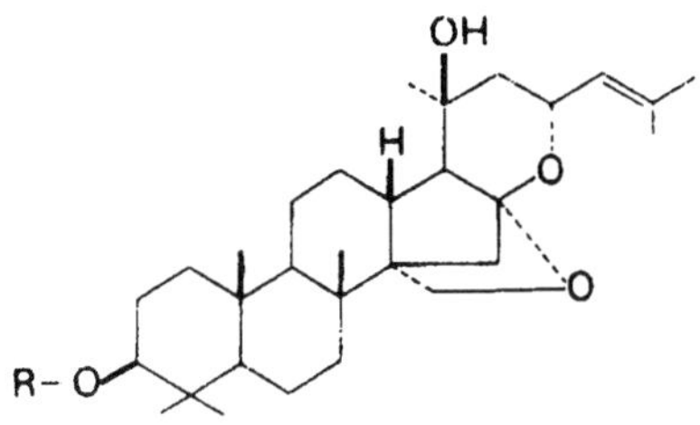

zizyphus saponin Ⅰ R = —Ara —— Glc (Ara 2-linked: 6-deoxy-α-L-talose)

zizyphus saponin Ⅱ R = —Ara —3— Glc (Ara 2-linked: Rha)

zizyphus saponin Ⅲ R = —Ara —3— Glc —2— Xyl (Ara 2-linked: 6-deoxy-α-L-talose)

jujuboside B R = —Ara —3— Glc —2— Xyl (Ara 2-linked: Rha)

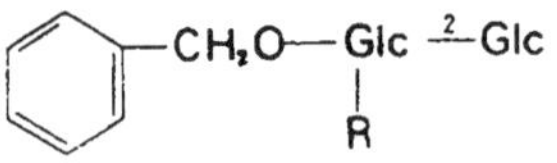

zizybeoside Ⅰ R=H
zizybeoside Ⅱ R=Glc

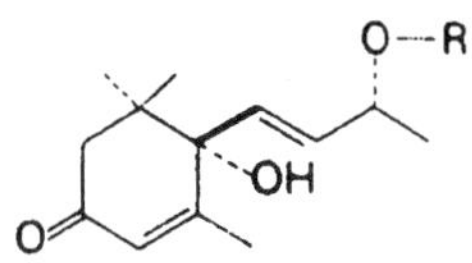

vomifoliol R=H
roseoside R=Glc
zizyvoside Ⅰ R=Glc —2— Rha
zizyvoside Ⅱ R=Glc —2— Rha (Glc에 Glc 결합)

기관지천식등 병태생리를 개선한다.

【임상응용】 완화, 진정, 강장, 보혈, 이수약

【처방】 영계감조탕(苓桂甘棗湯), 감맥대조탕(甘麥大棗湯), 십조탕(十棗湯), 계지탕(桂枝湯)

8. 인삼(人蔘) Ginseng Radix

【기원】 오갈피과(Araliaceae)에 속하는 인삼 *Panax ginseng* C.A. Meyer의 가는 뿌리와 코르크층을 제거한 뿌리(백삼) 또는 뿌리를 가열처리한것(홍삼)이다.

【효능】 대보원기(大補元氣), 보비익폐(補脾益肺), 생진지갈(生津止渴), 안신익지(安神益智)

【성분】 정유; panaxynol, β-elemen, 지용성성분; β-sitosterol, saponin; ginsenoside Ra, b_1, b_2, b_3, c, d, e, f, g_1, g_2, h, 당, amino acid, peptide, vitamin B군등이 있다.

【약리작용】 stress에 대해 생체의 비특이적 저항성을 강하게 하고 생체를 정상화하는 작용을 발휘하여 신경의 반사기능에 효과가 있다. 대뇌피질을 자극하여 choline reactive system에 작용하며 실험적 고혈당의 개선, 인슐린의 작용증가, alloxan 당뇨 mouse의 혈당하강 효과가 있다 흰쥐 간 RNA합성, 단백질 합성능, 당 또는 지방대사의 촉진, 조 saponin분획은 중추흥분작용, 근 피로에 길항하여 항 stress작용이 있다.

Ginsenoside Rb군은 약한 중추억제작용이 있고 ginsenoside Rb_1은 약한 진정작용을 나타내

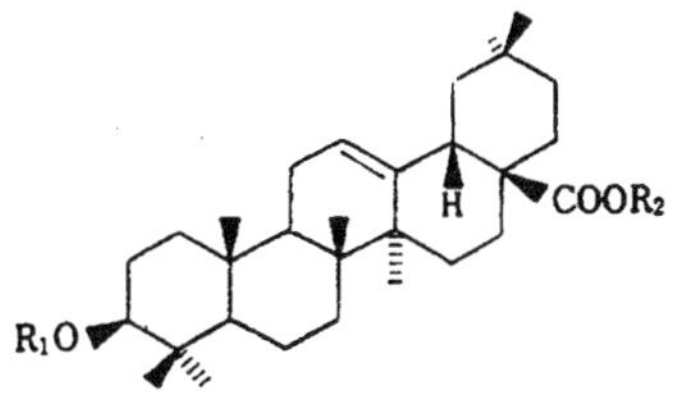

oleanolic acid : $R_1=R_2=H$
ginsenoside－Ro : $R_1=Glc\overset{2}{-}GlcA-$
$R_2=Glc$

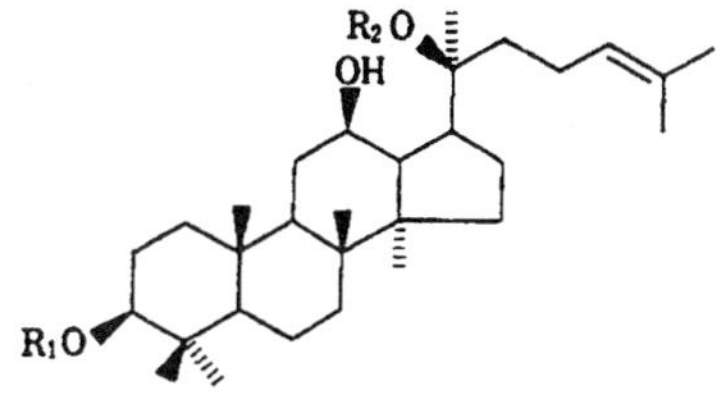

20(*S*)-protopanaxadiol : $R_1=R_2=H$
ginsenoside－Rb_1 : $R_1=Glc\overset{2}{-}Glc-$
$R_2=Glc\overset{6}{-}Glc-$
ginsenoside－Rb_2 : $R_1=Glc\overset{2}{-}Glc-$
$R_2=Ara(p)\overset{6}{-}Glc-$
ginsenoside－Rb_3 : $R_1=Glc\overset{2}{-}Glc-$
$R_2=Xyl\overset{6}{-}Glc-$
ginsenoside－Rc : $R_1=Glc\overset{2}{-}Glc-$
$R_2=Ara(f)\overset{6}{-}Glc-$
ginsenoside－Rd : $R_1=Glc\overset{2}{-}Glc-$
$R_2=Glc$

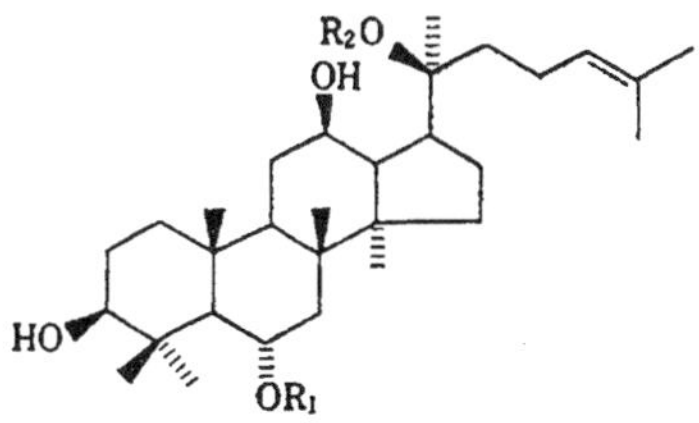

20(*S*)-protopanaxatriol : $R_1=R_2=H$
ginsenoside－Re : $R_1=Rha\overset{2}{-}Glc-$
$R_2=Glc$
ginsenoside－Rf : $R_1=Glc\overset{2}{-}Glc-$
$R_2=H$
ginsenoside－Rg_1 : $R_1=R_2=Glc$
ginsenoside－Rg_2 : $R_1=Rha\overset{2}{-}Glc-$
$R_2=H$
20-glucoginsenoside－Rf : $R_1=Glc\overset{2}{-}Glc-$
$R_2=Glc$
ginsenoside－Rh : $R_1=H$
$R_2=Glc$

고 ginsenoside Rb_2 , Re, Rg_1은 흰쥐의 골수세포 DNA생합성, 단백질합성, 지질생합성 촉진 ginsenosides Rg군은 중추흥분 작용이 있고 ginsenoside Rg_1에는 피로회복 촉진작용, ginsenoside Rb_1은 용혈 방어 작용이 ginsenosides Rhg군은 용혈작용이 있다. nerve growth factor (배양닭배지신경절)의 neurite outgrowth 촉진작용을 증강하는 작용, in vivo에서 혈청 간 cholesterol 생합성 촉진 효과등이 있다.

【임상응용】 항피로, 강장, 강심, 강정,진정, 위장쇠약에 의한 신진대사 기능저하, 소화불량

【처방】 인삼탕(人蔘湯), 십전대보탕(十全大補湯), 계지인삼탕(桂枝人蔘湯), 소시호탕(小柴胡湯), 독삼탕(獨蔘湯), 인삼부자탕(人蔘附子湯)

9. 맥문동(麥門冬) Liriopis Tuber

【기원】 백합과(Liliaceae)에 속하는 맥문동 *Liriope platyphylla* Wang et Tang 또는 소엽 맥문동 *Ophiopogon japonicus* Ker-Gawler의 뿌리의 팽대부이다.

【효능】 양음윤폐(養陰潤肺), 익위생진(益胃生津), 청심제번(淸心除煩)

【성분】 Steroid saponin; ruscogenin 배당체의 ophiopogonin A, B, C, D, diosgenin 배당체의 ophiopogonin B′C′D′, Homoflavonoid 유도체 ; methyl ophiopogonanon A, B, methylophiopogonone A, B, ophiopogonanon A , ophiopogonone A, B, isoophiopogonone A, desmethylophiopogonone B 기타 D-glucose, D-fructosse, sucrose, sterol glycoside, β-sitosterol, stigmasterol

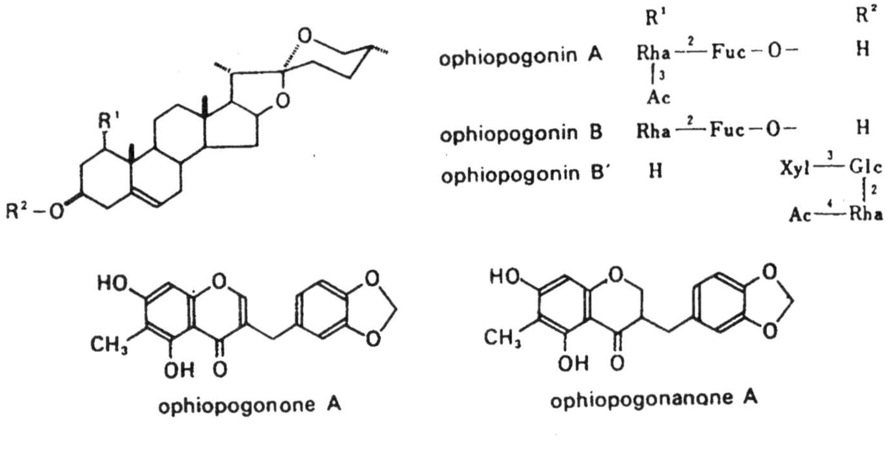

【약리작용】 물엑스는 정상 및 alloxane 당뇨토끼에 지속적 혈당 강하작용이 있으며 맥문동을 함유한 처방을 분석하여 항염증작용을 실험한 결과 흰쥐에 대하여 항 carageenin 족부종작용, ethanol엑스에 유의한 억제작용이 있다. ophiopogonin D에는 IgM항체 생성억제작용이 있다.

【임상응용】 지갈(止渴), 강장, 진해, 거담, 진정

【처방】 온경탕(溫經湯), 자감초탕(炙甘草湯), 청심연자음(淸心蓮子飮), 맥문동탕(麥門冬湯)

10. 건강(乾薑) Zingiberis Rhizoma

【기원】 생강과(Zingiberaceae)에 속하는 생강 *Zingiberis officinale* Roscoe의 뿌리줄기 이다.

【효능】 생강 - 발한해표(發汗解表), 온중지구(溫中止嘔), 화담지해(化痰止咳)
건강 - 온중산한(溫中散寒), 회양통맥(回陽通脈), 온폐화담(溫肺化痰)

【성분】 정유로 zingiberene, camphene, 신미성분으로 〔6〕-gingerol, gingerol, 6-shogaol, zingerone 등이 있다.

【약리작용】 〔6〕-shogaol과 〔6〕-gingerol 1.75mg-3.5mg/kg, p.o. 투여에 의해 자발운동 억제, 해열, 진통작용이 있고 진통작용은 aminopyrine과 같거나 그 이상이며 〔6〕-shogaol 에는 진해작용, 중추억제작용, 소화기계에 대하여 여러가지 효과를 지니고 있다. 생강에는 〔6〕-gingerol이 있으나 〔6〕-shogaol은 없고 〔6〕-gingerol이 가장 강력한 prostaglandin 생합성을 억제한다.

zingerone은 토끼에 100mg/kg, i.v.투여에 의해 중추억제, 운동장애를 일으키며 마취토끼는 혈압강하, 심박감소를 일으킨다. 소정낭의 prostaglandin synthetase에 의한 arachidic acid에서 prostaglandin E_2, F_2 에서 합성을 촉진한다.(0.52 mM). 정유는 적출 mouse 소장에 papaverine의 약 10%정도의 진경작용이 있다. 물엑스 360mg/kg S.C.은 구속수침 stress (15, 5hr)부하 mouse의 위궤양을 억제한다. 또 sarcoma 180의 복수담암 mouse에 5일 연속 투여하면 종양생성을 17.8% 억제한다(100mg/kg/day).

생강즙은 개에 $CuSO_4$ 에 의해 야기되는 구토에 대하여 10-50%용액 30ml/day, p.o.는 억제작용을 나타내고 전분소화능이 있어 타액과 혼합하면 소화능력이 상승적으로 증강한다.

【임상응용】 궐냉, 요복부통

【처방】 감초건강탕(甘草乾薑湯), 대건중탕(大健中湯), 인삼탕(人蔘湯), 목방기탕(木防己湯)

11. 지모(知母) Anemarrhenae Rhizoma

【기원】 백합과(Liliaceae)에 속하는 지모 *Anemarrhena asphodeloides* Bunge의 뿌리줄기 이다.

【효능】 청열사화(淸熱瀉火), 자음윤조(滋陰潤燥)

【성분】 saponin; sarsapogenin 3-0-β-timobioside, timosaponin A-1, markogenin 3-o-β-sophoroside, sarsapogenin 3-o-β-glucoside, xanthon 배당체, chimonin, isomangiterin, 기타 procathechic acid, nicotinic acid, pantothenic acid 등 이다.

【약리작용】 물엑기스는 경구투여로 정상 또는 alloxane 당뇨토끼 및 mouse에 대하여 혈당하강작용을 나타내고 당뇨마우스의 혈중 ketone체량을 감소하며 알콜엑스는 혈당강하를 나타내지 않는다. 煎液엑스는 대장균성 발열물질에 의한 발열토끼에 대하여 해열작용을 나타내고 항균작용, 토끼적혈구에 대한 용혈작용이 있다. 혈압하강작용, 호흡중추 마비작용, 심장기능 억제, 토끼의 임신자궁수축에는 영향이없다.

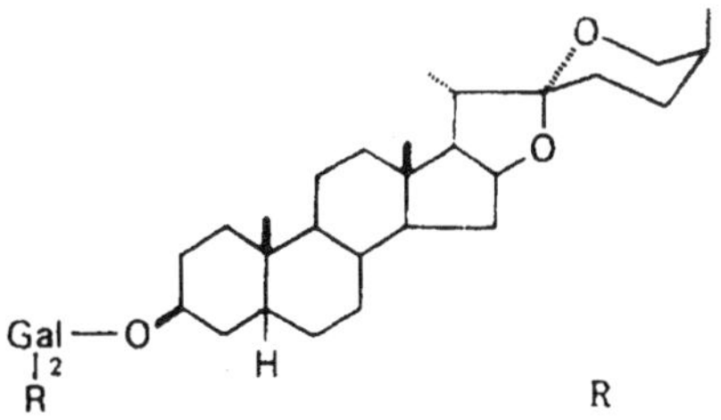

	R
timosaponin A-I	H
timosaponin A-III	Glc

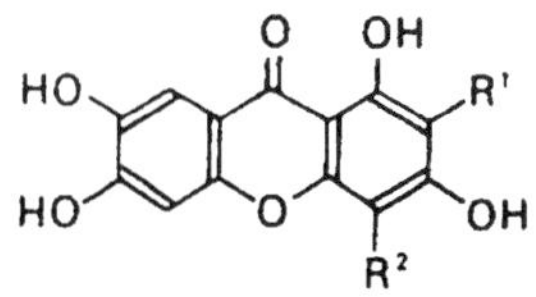

	R¹	R²
mangiferin	Glc	H
isomangiferin	H	Glc

【임상응용】 번열, 구갈등의 해열, 소염, 진정, 이뇨약

【처방】 계작지모탕(桂芍知母湯), 산조인탕(酸棗仁湯), 자음강화탕(滋陰降火湯), 백호탕(白虎湯)

12. 박하(薄荷) Menthae Herba

【기원】 순형과(Labiatae)에 속하는 박하 *Mentha arvensis* L. var. piperascens Malinvaud 또는 종간 잡종의 잎과 지상부이다.

【효능】 소산풍열(疏散風熱), 청리두목(淸利頭目), 투진해울(透疹解盔)

【성분】 정유로 (-)-menthol, acetylmenthol, (-)-menthone, α-pinene, camphene, (-)-limonene

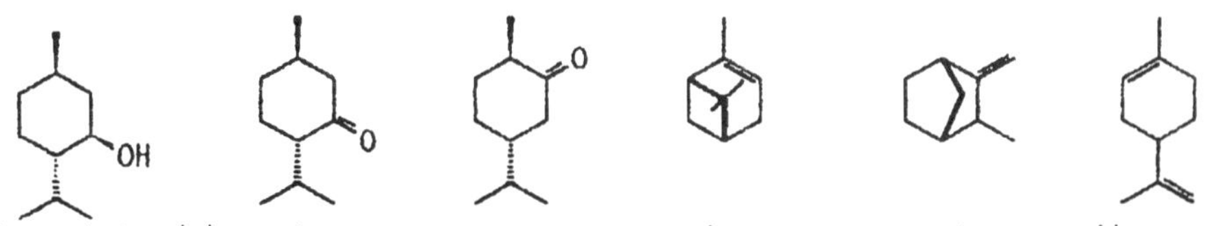

(-)-menthol (-)-menthone carvone α-pinene camphene limonene

【약리작용】 박하유는 개구리의 중추마비, 토끼의 정맥내 주사로 마비를 일으킨다. 개구리 후지 및 토끼귀혈관확장, 토끼적출장관 평활근 마비작용, 개구리 신경절 표본에 약한 curare양 작용. 개구리의 국소혈관 확장작용이 있다. 흰쥐 적출소장에 중독량 이하에서 진경 및 운동억제를 일으킨다. menthol은 대량에서 연수마비를 일으키고 일반적으로 camphor와 같이 혈압항진을 나타낸다. menthone과 함께 토끼장관 운동억제 작용이 있다.

【임상응용】 방향성 건위, 구충제, 해열, 발한, 건위

【처방】 가미소요산(加味逍遙散), 방풍통성산(防風通聖散), 시호온간탕(柴胡溫肝湯), 용담사간탕(龍膽瀉肝湯)

13. 원지(遠志) Polygalae Radix

【기원】 원지과(Polygalaceae)에 속하는 원지 *Polygala tenuifolia* Wildenow의 뿌리이다.

【효능】 안신익지(安神益智), 거담이규(祛痰利竅), 소종산결(消腫散結)

【성분】 saponin으로 ongisaponin A-G, triterpenoid로 prosenegenin, xanthon 유도체 3,4,5-trimethoxycinnamic acid, polygalitol, 당류, 수지, 지방유가 있다.

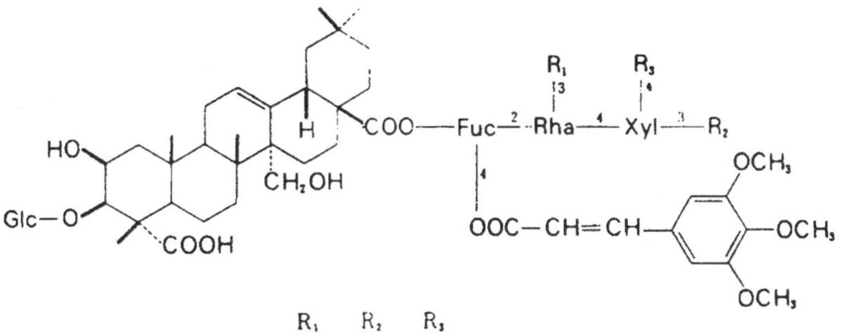

	R_1	R_2	R_3
onjisaponin E	H	H	Gal
onjisaponin F	Api	Ara	H
onjisaponin G	Api	H	H

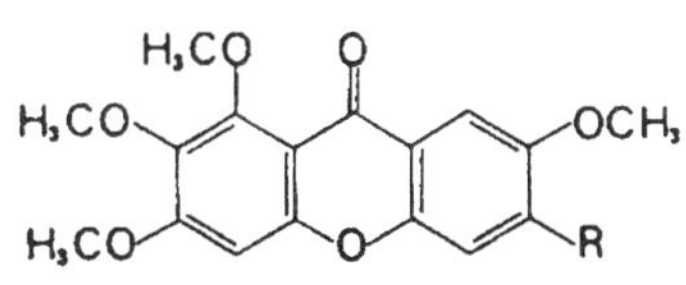

2,6,7,8-tetramethoxyxanthone R=H
3-hydroxy-2,6,7,8-tetramethoxyxanthone R=OH

【약리작용】 saponin은 대량에서 약한 진정작용, 장관의 자동운동을 억제, 하리를 일으키고 stress성 위궤양 발생을 억제한다.

【임상응용】 거담약, 진정강장약

【처방】 귀비탕(歸脾湯), 인삼양영탕(人蔘養榮湯), 묘공산(妙功散)

14. 산약(山藥) Dioscoreae Radix

【기원】 마과(Dioscoreaceae)에 속하는 참마 *Dioscorea japonica* Thunb. 또는 마 *D. batatas* Decaisne의 덩이뿌리를 주피를 벗겨 그대로 또는 쪄서 말린 것이다.

【효능】 익기양음(益氣養陰), 보비폐신(補脾肺腎), 삽정지대(澁精止帶)

【성분】 dioscin, diosgenin, 당단백질, glucose, fructose, sucrose, phenylalanin, valine, leucine, lysin, glucosamin, choline, allantoin, chlorogenic acid, diastase

【약리작용】 소화기 계통에 작용, 혈당강화(산약수전제 30g/kg을 연속 투여에 의해 정상 마우스에서 혈당 강하), 항노화 작용, 휴면작용

【임상응용】 자양강장, 지갈, 지사, 장염, 야뇨, 도한, 궤양성구강염, 피부습진, 폐결핵, 해소흉통

【처방】 계비탕(啓脾湯), 삼영백출산(參苓白朮散), 팔미환(八味丸)

15. 용안육(龍眼肉) Longanae Arillus

【기원】 무환자과(Sapindaceae)에 속하는 용안나무 *Euphoria longana* Steud. (Sapindaceae)의 과육이다.

【효능】 보심안신(補心安神), 양혈익비(養血益脾)

【성분】 glucose, sucrose, 단백질, 지방

【약리작용】 수침제 (1:2)는 시험관내에서 오도안 소포자균을 억제함.

【임상응용】 자양, 강장, 진정약으로 건망증, 신경성심계항진증, 병후쇠약

【처방】 귀비탕(歸脾湯)

16. 오수유(吳茱萸) Evodiae Fructus

【기원】 운향과(Rutaceae)에 속하는 오수유나무 *Evodia officinalis* Dode 또는 *Evodia rutaecarpa* Bentham 의 열매이다.

【효능】 산한지통(散寒止痛), 소간하기(疏肝下氣), 조양지사(助陽止瀉)

【성분】 indolequinazolin alkaloid: evodiamine, hydroxyevodiamine, rutaecarpine, evocarpine, 5-methoxy-N-dimethyltryptamine, (-)synephrine, higenamine, 정유 : evodene, ocimene

고미성분 ; limonin, 비고미성분; evodol

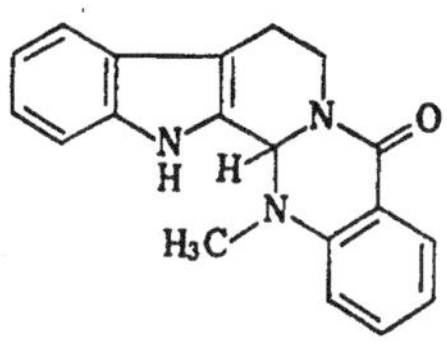

evodiamine

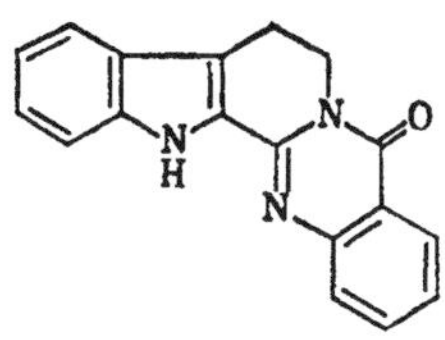

rutaecarpine

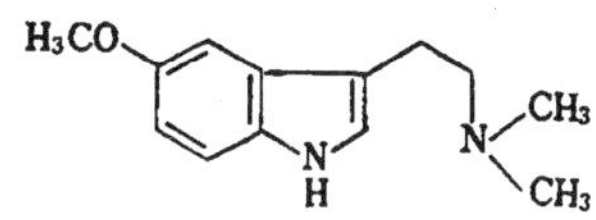

5-methoxy-N-dimethyl-tryptamine

【약리작용】 alcohol엑스 ; evodiamine, rutaecarpine - 혈압상승, 호흡촉진, 진통, 체온상승, 혈류촉진 작용이 있다. β-indolethylamine(evodiamine 분해생성물) ; 진통촉진, 기타 중추신경 흥분작용이 있고 지혈작용이 있다. 5-methoxy-N-dimethyl-tryptamine은 환각작용. synephrine; adrenaline작동성 약물이다.

【임상응용】 건위, 식욕항진

【처방】 온경탕(溫經湯), 오수유탕(吳茱萸湯), 당귀사역가오수유생강탕(當歸四逆加吳茱萸生薑湯)

17. 인진호(茵蔯蒿) Artemisiae Capillaris Herba

【기원】 국화과(Compositae)에 속하는 사철쑥 *Artemisia capillaris* Thungberg의 초본성의 지상부(인진호)의 화수(花穗) 또는 帶花枝葉, 더위지기 *A. iwayomogi* Kitamura의 목본성 지상부(한인진)의 경엽을 건조한 것이다.

【효능】 청리습열(淸利濕熱), 이담퇴황(利膽退黃)

【성분】 정유 ; capillin, capillene, capillarin, coumarin; esculetin, 6,7-dimethylether chromone ; capillaricin, 4′-methylcapillaricin, flavonoid; cirsilineol.

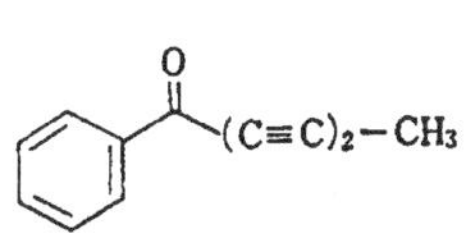

capillin

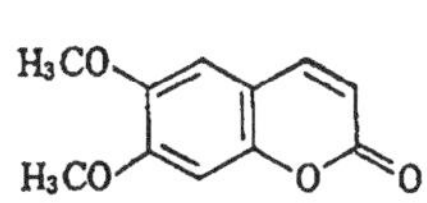

esculetin 6,7-dimethyl ether

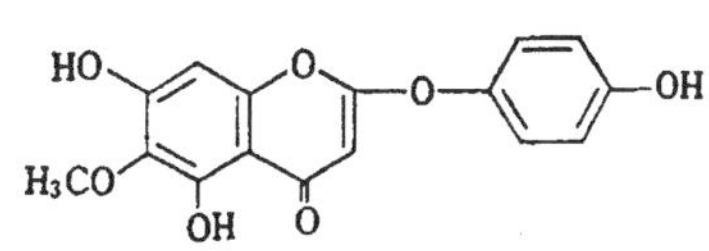

capillarisin

【약리작용】 **capillin** ; capillin은 400만배 용액에서 *Trichophyton purpurea*의 생육을 저

지한다. capillin 10mg/rat day, p.o. 3일 연속투여는 rat담즙 분비량을 증가하며 담즙중의 담즙산 농도를 감소시켜 담즙산의 총배설량에는 대조군과 비교하여 차이가 없다. 체중과 糞量은 현저히 감소했다.

esculetin, 6,7-dimethylether ; 개의 50mg/kg(注腸)에서 담즙분비 작용을 나타낸다. 이 성분과 협력작용으로서는 산치자성분인 geniposide가 체내에서 가수분해된 genipin과 본 성분간에 담즙분비의 협력적 촉진작용이 있다. 이 성분은 담관말단의 oddi괄약근의 이완작용이 있고 그 효과는 papaverine과 같고 theophyllin 보다 10배 강하다. 담즙분비 촉진과 담즙배설촉진 작용이 있다.

capillarisin ; 적출 몰못트의 담관과 담관 종말부에 평활근에 직접작용해서 이완되는 작용과 choline작동성 신경측을 억제하여 간접적으로 이완시키는 작용이 있다.

정유 ; mouse 에 투여하면 자발운동, 반사운동을 억제하며 최소치사량 1.5g/kg, s.c. 이다. 토끼에 100 mg/kg을 정맥내 투여하면 혈압강하, 호흡흥분을 일으킨다. 토끼의 적출소장을 억제(0.1%), 토끼는 30mg/kg, i.v.를 투여하면 담즙분비를 억제한다. 회충 등의 무척추동물을 마비한다.

엑스 ; 물엑스는 토끼혈압을 0.5g/kg, i.v.에 하강하고 개구리 적출심장, 적출장관을 억제. 개의 담즙분비를 0.5g/kg, i.v.에서 촉진한다. ether엑스는 이담작용이 있고 50% EtOH 엑스는 담즙분비 항진한다.

水煎液은 흰쥐에 3일간 경구투여(esculetin 6.7-dimethylether로 12mg/rat/day)하면 담즙분비량과 담즙중에 분비되는 담즙산이 증가했다. 이것은 인진호 성분의 capillin, esculetin 6,7-dimethylether, capillarisin의 담즙분비 촉진물질이며 이것이 엑스작용에 관여하는 것으로 나타나고 있다.

【임상응용】 황달

【처방】 인진호탕(茵蔯蒿湯), 인진오령산(茵蔯五苓散)

18. 우슬(牛膝) Achyranthis Radix

【기원】 비름과(Amaranthaceae)에 속하는 쇠무릎 *Achyranthes bidentata* Blume의 근을 건조한 것이다.

【효능】 활혈거어(活血祛瘀), 보익간신(補益肝腎), 강근장골(强筋壯骨), 이뇨통림(利尿通淋), 인혈하행(引血下行)

【성분】 oleanolic acid를 glycon으로 하는 saponin, 곤충변태 hormone인 inokosterone, ecdysteron, ponasteroside A, steroid류; β-sitosterol glucoside, stigmasterol glucoside, 기타 γ-aminobutylic acid등의 amino acid, citric acid 의 K염, betain 당류

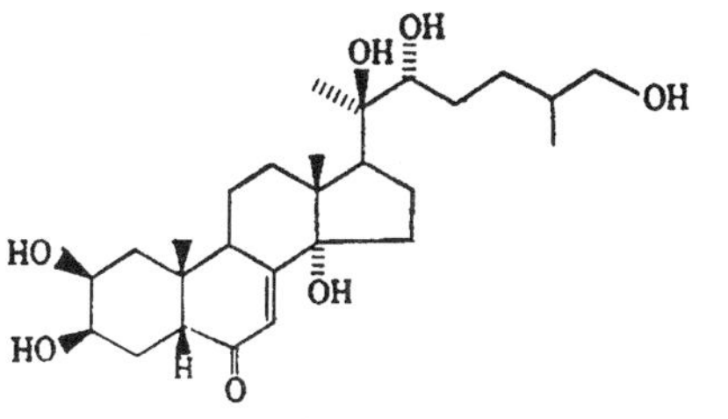

inokosterone

【약리작용】 물추출분획은 anti allergy 작용을 나타낸다. 川牛膝의 流 엑스는 수태 또는 미수태 몰모트의 자궁근을 긴장하고 뒤에 이완작용을 나타낸다. 토끼에 있어서는 수축현상이 있다. 또 미수태 고양이의 자궁에 대하여 이완현상, 수태 고양이의 자궁에 대하여는 강한 수축현상이 있었다. 懷牛膝의 流 엑스는 개, 토끼 등에 투여하며는 단시간 혈압강하하고 후에 혈압상승작용이 있다. 그리고 이뇨작용, 십이지장 수축감약 작용, 자궁 운동 자극작용이 있다. 곤충변태홀몬을 마우스 복강내 주사하면 간세포의 아미노산 섭취를 하지않는 경향이 있다. Ecdysteron은 Alloxan당뇨의 혈청중의 FFA를 30%저하 시킨다.

【임상응용】 구어혈, 통경, 이뇨, 요각관절(腰脚關節)의 통증에 쓰인다.

【처방】 우이신기환(牛耳腎氣丸), 소경활혈탕(疏經活血湯), 대방풍탕(大防風湯), 가미사물탕(加味四物湯), 우슬산(牛膝散), 우슬탕(牛膝湯)

19. 현삼(玄蔘) Scrophulariae Radix

【기원】 현삼과(Scrophulariaceae)에 속하는 현삼 *Scrophularia buergeriana* Miquel. 의 뿌리이다.

【효능】 청열양혈(淸熱凉血), 자음해독(滋陰解毒)

【성분】 당류 ; glucose, fructose, oligosaccharide, stachyose, iridoid 배당체 ; 8-o-cinnamate(harpagoside), 8-o-β-methoxycinnamate 가 4:1 로 함유. 그 밖에 amino acid, phytosterol이 있다.

【약리작용】 현삼의 수침액 또는 전제를 마취한 개에 정맥주사(50~100mg/1kg)하면 현저한 강

압 작용이 있다. 엑스는 강심, 혈관확장, 강압작용, 혈당강하작용, 항진균작용, 용혈, 국부자극작용, p- methoxycinnamic acid는 해열작용이 있다.

【임상응용】 소염, 해열, 진정제, 열성병, 인후통, 현삼승마탕(玄蔘升麻湯)

【처방】 청열보기탕(淸熱補氣湯), 청열보혈탕(淸熱補血湯), 백합고금탕(百合固金湯)

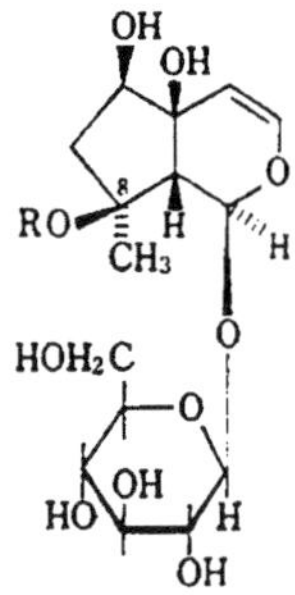

harpagide R=H

harpagoside R=t-cinnamoyl

20. 구기자(枸杞子) Lycii Fructus · 지골피(地骨皮) Lycii Radicis Cortex

【기원】 가지과(Solanaceae)에 속하는 구기자나무 *Lycium chinense* Miller 의 열매는 구기자, 뿌리껍질은 지골피이다.

【효능】 지골피 : 양혈퇴증(涼血退蒸),청폐강화(淸肺降火)

구기자 : 보신익정(補腎益精), 양간명목(養肝明目), 윤폐지해(潤肺止咳)

【성분】 지골피-지방산, 방향족산 : licinoleic acid, linolenic acid, melissic acid, cinnamic acid, diterpene계: sugiol, steroid: β-sitosterol, 5 α-stigmastan-3, 6-dione, 기타 amino acid류, betaine, vitamine B 구기자 - carotinoid, zeaxanthin, physalien

【약리작용】 **지골피** : 煎液(생약 12.5g/kg)은 토끼에 경구투여시 혈당치는 투여 후 30분에 최고로 되고 이후에 하강하여 3시간후 정상치로 돌아오며 현저한 저하는 나타나지 않았다. ethanol fraction의 수성엑스는 pyrogen발열 토끼에 대해서 강한 발열억제를 나타낸다.(0.75-7.5g/kg). aminopyrine, quinine보다 작용은 약하나 다른 해열약과 같거나 보다 강하게 작용한다.

구기자 : 물분획은 23mg/kg에서 현저한 혈압강하 작용, 몰못트 적출장관을 수축, 인지질의 변화를 억제하며 항지간성 및 간기능 보호효과, atropine 유사의 부교감 신경차단 작용이 있다.

betaine은 choline대사계의 methyl공여체로 betaine의 항지간성 작용을 설명하여 구기수성엑스는 betaine과 같이 항지간성, 간기능보호력이 있고, 토끼, 경동맥압에 대하여 23mg/kg이상에서 현저한 혈압강하를 인정하고 이 이하는 Atropine 및 양측경부 미주신경절단에 저지되었다.

【임상응용】 자양강장약으로 허약, 안질, 당뇨

구기자 ; 자양, 강장약으로 肝腎을 滋補하고 虛勞, 腰膝의 동통, 무력감, 소갈(消渴)에 쓴다. 6-18g, 煎劑, 酒劑

지골피 : 해열, 강장약으로 결핵의 潮熱, 해수, 혈뇨, 6-12g, 전제(煎劑)

【처방】 황기별갑탕(黃耆鱉甲湯), 진교별갑탕(秦艽鱉甲湯), 청심연자음(淸心蓮子飮), 보간산(補肝散), 구기환(枸杞丸)

21. 진교(秦艽) Gentiana Macrophyllae Radix

【기원】 용담과(Gentianaceae)에 속하는 큰잎용담 *Gentiana macrophlla* Pallas의 뿌리이다.

【효능】 거풍제습(祛風除濕), 서근통락(舒筋通絡), 견비지통(肩痺止痛), 청퇴허열(淸退虛熱)

【성분】 gentiopicroside (gentiopicrin)

【약리작용】 전액(煎液) 및 alcohol침출액 : 15% 효모현탁액의 피하주사로 발열된 rat에 대하여 해열작용이 있다.(10-20g/kg).

물침출액, 물-alcohol침출액 : 혈압강하작용, 수침액(1:3)은 시험관에서 피부진균류에 차이는 있으나 억제작용이 있고 alcohol 침출액은 황색포도상구균, 폐염간균, influenza 간균등에 항균작용이 있다.

【임상응용】 해열, 진통, 이뇨약으로 류마치스(풍습)등의 통증, 황달, 열성하리, 허약자 발열에 쓰인다. 전제로 3-12g, 때로는 15-18g을 사용한다.

【처방】 황기별갑탕(黃耆鱉甲湯), 진교별갑탕(秦艽鱉甲湯)

22. 전호(前胡) Peucedani Radix(Anthrisci Radix)

【기원】 미나리과(Umbelliferae)에 속하는 백화전호 *Peucedanum praeruptorum* Dunn (*Anthriscus- sylvestris* Hoffman)의 뿌리이다.

【효능】 강기화담(降氣化痰), 선산풍열(宣散風熱)

【성분】 coumarine 계; (±)-praeruptorin A, B, 기타 mannitol, nodakenin. praeruptorin A (+)praeruptorin A, B, 3′-angeloyl-4′-isovaleryl-cis-khellacton

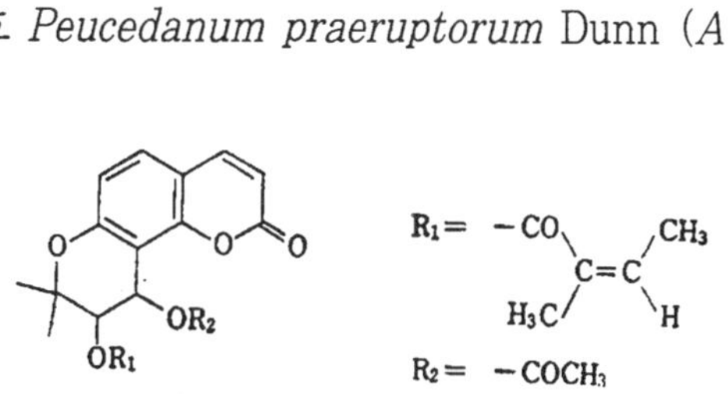

praeruptorin A

【약리작용】 **온침액** : 몰못트적출소장에 대해 항히스타민 작용, 또 토끼 적출소장에 자동운동 억제작용을 나타낸다. 흰쥐에 대해서는 항 부종 및 항 육아증식 억제작용을 나타내며 이중 항부종작용

은 시호보다 강하고 항육아작용은 시호가 강하다

(+) praeruptorin A및 그 dihydro 유도체는 몰못트 적출심장에 관혈관 확장작용을 나타내고 (±)-praeruptorin A는 papaverin 보다 강력한 Ca 길항작용을 나타낸다.

만성 위염환자에 전호와 시호의 전제를 투여하여 위염에 대하여 개선작용이 있고 시호는 위에 대하여 진정작용이 있었다. 또 해열작용과 거담작용이 있다.

【임상응용】 전호는 시호와 작용이 비슷하며 해열, 진통, 진해, 거담약 (1일 3-6g)으로 사용된다.

【처방】 사위탕(瀉胃湯), 소자강기탕(蘇子降氣湯), 전호탕(前胡湯), 전호환(前胡丸)

23. 죽엽(竹葉) Phyllostachys Folium

【기원】 벼과(Gramineae)에 속하는 솜대 *Phyllostachys nigra* Munro var. henonis Stapf ex. Rendle의 잎(竹葉)이다.

① **담죽엽(淡竹葉) Lophatheri Herba**

【기원】 벼과(Gramineae)에 속하는 조릿대풀 *Lopuatherum grcile* Brongn 의 꽃피기전의 지상이다.

【효능】 청열제번(清熱除煩), 통리소변(通利小便)

② **죽력(竹瀝) Bambusae Caulis in Liquamen**

【기원】 벼과 (Gramineae)에 속하는 솜대 *Phyllostchys nigra* Munrois *var, henon* Stapf의 간경을 열화로 태울때 유출되는 즙액이다.

【효능】 청열화담(清熱化淡), 윤조(潤燥)

③ **죽여(竹茹) Bambusae Caulis in Taeniam**

【기원】 솜대 또는 왕대의 껍질을 제거한 중간층

【효능】 청열화담(清熱化痰), 제번지구(除煩止嘔)

【처방】 죽여탕(竹茹湯), 죽여온담탕(竹茹温胆湯)

【효능】 청열제번(清熱除煩), 생진이뇨(生津利尿)

【성분】 triterpenoid: arundoin, cylindrin, taraxerol, fridelin, 기타 당, amino acid, vitamin

【약리작용】 대장균의 피하주사에 대한 발열작용, 고양이, 토끼에 대한 해열작용이 있고 담죽엽

2g/kg은 phenacetin 333mg/kg의 0.83배이다. 약한 이뇨작용, 혈당증가작용이 있다. Ehrlich암 또는 sarcoma-180의 복수형 종양에는 무효이나 이들 결절종양에는 현저한 항암작용을 갖는 물질이 있다. 이는 alcohol에 침전되는 반투막으로 투석되는 중성물질이다. 또 물가용분획에 항염작용, 항궤양작용, 진정작용, 진해작용, 중추억제작용, 독물 해독작용이 있다.

【임상응용】 청량, 해열, 지갈, 진해제로 열성병에 쓰인다. 1일 3-5g

【처방】 귤피죽여탕(橘皮竹茹湯), 죽여온담탕(竹茹溫膽湯), 죽여석고탕(竹茹石膏湯)

24. 우황(牛黃) Bezoar Bovis

【기원】 소과(Bovidae)에 속하는 소 *Bos Taurusa* L. var. domesticus Gmelin 의 담낭 또는 담낭중에 병적으로 생긴 결석을 채취하여 건조한 것이다.

【효능】 식풍지경(熄風止痙), 담개규(膽開竅), 청열해독(淸熱解毒)

【성분】 담즙산의 cholic acid, deoxycholic acid, chenodeoxycholic acid, 담즙색소의 bilirubin, biliverdin, cholesterol, lecithin, 지방산, amino acid, peptide, ca염을 함유한다.

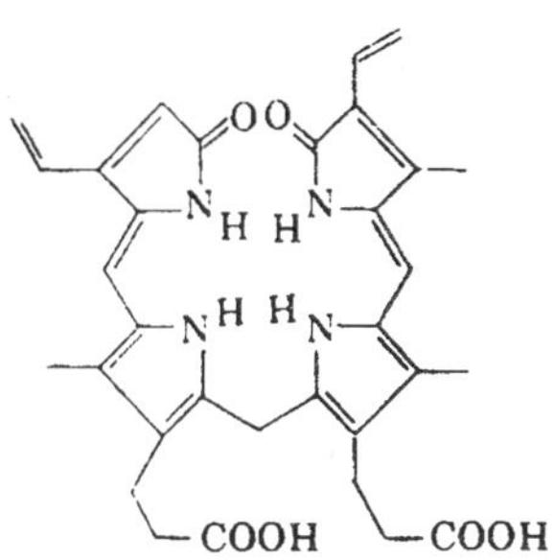

bilirubin

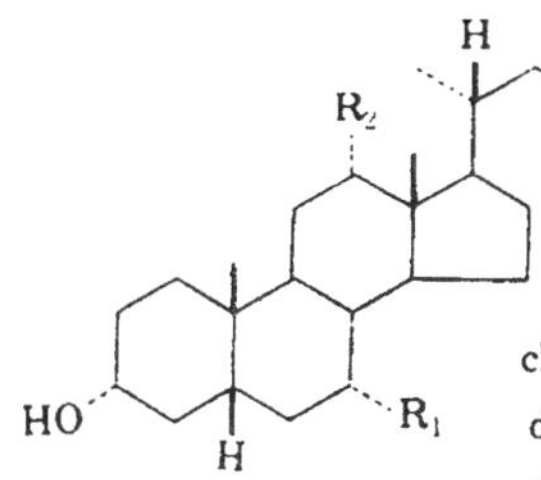

	R_1	R_2
cholic acid	OH	OH
desoxycholic acid	H	OH
chenodeoxycholin acid	OH	H

【약리작용】 우황분말을 토끼에 경구투여 하면 적혈구수, 혈색소량을 증대하고 사혈(瀉血)한 토끼의 빈혈회복을 현저히 촉진한다. mouse에 우황 또는 그 물엑스를 경구투여하면 중추성 흥분약의 작용발현이 억제되고, 반대로 중추성 억제약의 효과가 증대된다.

토끼, 두꺼비의 적출심표본의 심운동의 진폭을 다소 증대하고 토끼에 정맥내 주사하면 혈압이 상승한다. 그러나 자연발증 고혈압 rat의 경우에는 혈압이 하강함을 보고하고 있다.

H_2O Ex.를 토끼에 정맥주사하면 담즙분비를 촉진하고, deoxycholic acid는 mouse의 적출장

관의 수축을 억제하고 (진경작용) 평활근(장관, 담관)을 수축하는 peptide성 물질로 알려져 있으며 그 성분에는 몰못트의 백혈구의 유주를 억제하는 항염증효과도 인정되었다.

【임상응용】 진경, 진정, 해열, 강심, 이담

【처방】 우황청심단(牛黃淸心丹), 육신환(六神丸)

25. 섬수(蟾酥) Bufonis Venenum

【기원】 두꺼비과(Bufonidae)에 속하는 중국두꺼비 *Bufo bufo gargorizans* Cantor 및 근연종의 독선의 분비물을 모은 것이다.

【효능】 해독소종(解毒消腫), 지통개규(止痛開竅)

【성분】 강심성 steroid.: cinobufogenin, resibufogenin, bufalin, cinobufotalin, bufotalin등, steroid류 : cholesterol, ergosterol, sitosterol, indol alkylamine류 : serotonin, bufotalin, bufotanidine

【약리작용】 강심성 steroid는 일반적으로 digitalis 등에 존재하는 것보다 강력히 몰못트, 개구리 등의 심수축을 항진하고 호흡을 흥분한다. 증량하면 수축상태로 정지하고, 토끼의 각막반사를 억제(국소마취작용)하고 bufalin에 cocaine의 90배의 효력이 있다.

Indole alkylamine류 (bufotanidine)는 개구리의 복직근을 수축(curare로 길항), 고양이의 혈압을 하강후 상승한다. 순막(瞬膜)을 수축하는 등 nicotine양 작용이 있고 bufotenine에는 LSD와 유사한 환각작용이 있다.

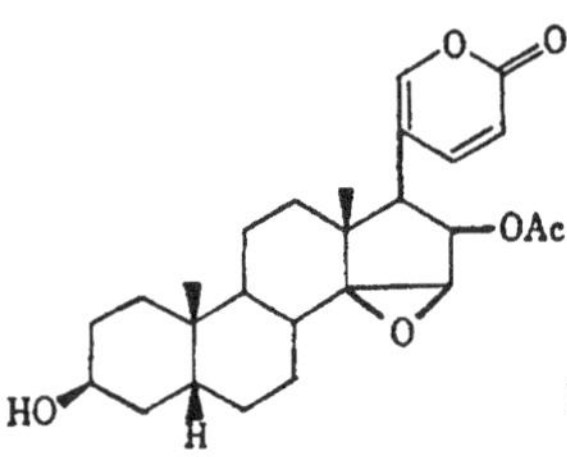

cinobufogenin

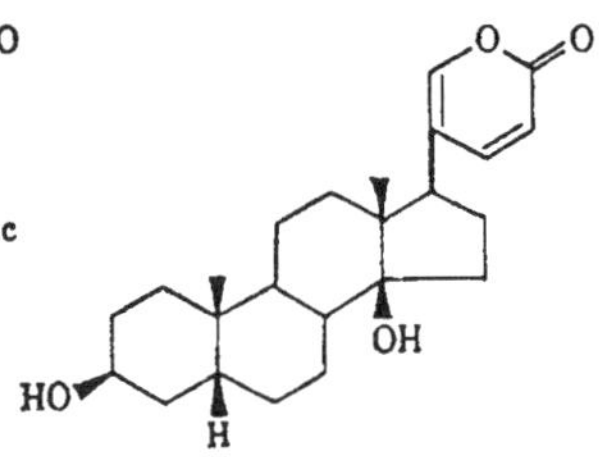

bufalin

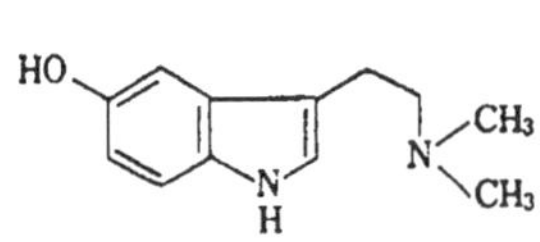

bufotenine

$$HOOC-(CH_2)_n-CO-NH-\underset{COOH}{CH}-(CH_2)_3-NH-\overset{NH_2}{C}=NH$$

suberylarginine n=6
pimelylarginine n=5
succinylarginine n=2

섬수의 물엑스를 토끼의 귀정맥에 주사하면 담즙분비를 현저히 촉진하고 췌외분비(膵外分泌), 뇨분비를 다소 촉진한다. 항염증 효과로 물엑스를 rat에 피하주사하면 육아형성을 억제하고 mouse에 경구투여하여 혈관투과성을 억제한다.

【임상응용】 강심, 진통, 배독(排毒)

【처방】 육신환(六神丸)

26. 하수오(何首烏) Polygoni Multiflori Radix

【기원】 마디풀과 (Polygonaceae)에 속하는 하수오 *Polygonum multiflorum* Thunberg의 괴근을 건조한 것이다.

【효능】 제숙오 : 보익정혈(補益精血), 생두오 : 절학(截虐), 해독(解毒), 윤장통변(潤腸通便)

【성능】 anthraquinon 류 : emodin, physcion 의 유리형과 결합형이며 stilben 배당체의 2,3,4,5 tetrahydroxystilbene-2-O-β-D-glucoside 이다

【약리작용】 浸劑는 동물의 장관운동을 촉진하며 煎液을 토끼에 경구 투여하면 30-60 분에 혈당치가 상승하나 후에 하강하여 6시간에 평균치보다 0.03% 낮아진다. 적출심장 개구리에 흥분작용이 있고 피로한 심장에 강심작용이 있다.

煎劑는 시험관 희석법 (1:100)에 결핵 간균을 억제하며 토끼의 실험적인 혈청 cholesterol 증가억제, 장관에서 cholesterol 흡수 감소하며, 동맥죽상경화를 완해하고 유지질의 혈청중 잔류와 동맥내막에의 방지 및 corticotropin양의 작용이 있다.

【임상응용】 생하수오 (生何首烏)는 윤장(潤腸), 사하(瀉下), 소염(消炎)

제하수오(製何首烏)는 보익간신(補益肝腎)의 효능이 강하여 강장, 사하약으로 쓰인다.

【처방】 추풍환(追風丸), 당귀음자(當歸飮子), 하인음(何人飮)

27. 산수유(山茱萸) Corni Fructus

【기원】 산수유나무과 (Cornaceae)에 속하는 산수유*Cornus officinalis* Sieb. et Zucc. 의 과실을 건조한 것이다.

【효능】 보익간신(補益肝腎), 삽정축뇨(澁精縮尿), 고경지혈(固經止血), 염한고탈(斂寒固脫)

【성분】 monoterpenoid ; morroniside, loganin, sweroside가 있고 triterpenoid는 ursolic acid, saponin으로 cornin 기타 tartaric acid, malic acid, gallic acid 등 유기산을 함유한다.

【약리작용】 전액(煎液)은 현저한 이뇨작용이 있고 일시적으로 혈압을 하강한다. 시험관내에서 포도상구균의 발육을 억제하며 수침액(1:3)은 각종 피부진균의 발육을 억제한다.
histamin 10^{-7}에 길항(0.05-0.1%)하고 acetylcholine 10^{-7}, $BaCl_2$ $4x10^{-4}$에 완전히 길항한다.

【임상응용】 자양, 강장, 수렴, 지혈약, 補腎, 盜汗, 빈뇨, 요슬동통, 월경과다

【처방】 대삼오칠산(大三五七散), 팔미환(八味丸), 신기환(腎氣丸)

28. 결명자(決明子) Cassiae Obtusifoliae Semen

【기원】 콩과(Leguminosae)에 속하는 결명자 *Cassiae obtusifolia* L. 의 종자이다.

【효능】 청간명목(淸肝明目), 윤장통변(潤腸通便)

【성분】 유리 Anthraquinon ; chrysophanol, physcion, obtusifolin, anthraquinon 배당체로 gluco-obtusin, gluco auranto-obtusin. napthalin 유도체로 cassiaside, anthrone 유도체인 chrysophanol-9-anthrone이 있다.

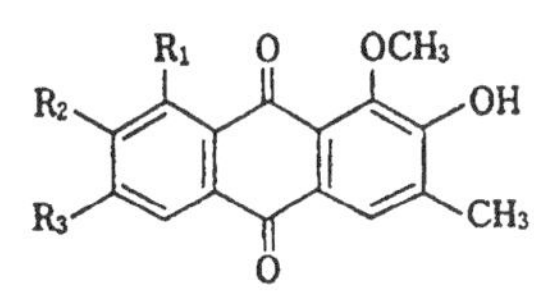

	R_1	R_2	R_3
obtusifolin	OH	H	H
obtusin	OH	OCH_3	OCH_3
chryso-obtusin	OCH_3	OCH_3	OCH_3
aurantio-obtusin	OH	OCH_3	OH

【약리작용】 결명자의 물, ethanol-water 및 ethanol 각 침출액은 개, 고양이, 토끼의 마취동물에 가하면 혈압강하 작용이 있으며 5% 煎液은 황색포도상구균의 성장을 억제한다.

【임상응용】 완하, 강장약, 혈압을 내려준다.

【처방】 세간명목산(洗肝明目散), 결명자산(決明子散)

29. 흑축(黑丑) Pharbitidis Semen

【기원】 메꽃과(Convolvulaceae)에 속하는 나팔꽃 *Pharbitis Nil* Roth. 의 씨이다.

【효능】 사하축수(瀉下逐水), 거적살충(去積殺蟲)

【성분】 수지배당체 ; pharbitin 기타 지방유, 당, lecithin, 미숙종자에 생물생장 Horman :

gibberellin(A_3, A_8, A_{27}, A_{26}, A_{29})

【약리작용】 전액(煎液)은 몰못트에 투여한 경우 3-4시간후 배변량이 증가되고 토끼의 신기능 부활작용이 있다. 부작용및 중독작용으로 구토, 복통, 腹瀉, 언어장애, 혼미 등이 있다

【임상응용】 준하약 (1日 0.5-1.5g), 완하약 (1日 0.2-0.3g), 이뇨, 구충제로도 사용된다.(중국)

【처방】 팔미산기방(八味疝氣方), 묘공십일환(妙功十一丸)

30. 부자(附子), 오두(烏頭), 천웅(天雄) Aconiti Tuber

【기원】 미나리아재비과(Ranunculaceae)에 속하는 부자 *Aconitum carmicheai Debeaux* 또는 그 동속식물의 괴근을 생석회에 묻혀서 말리거나 또는 세로로 쪼개어 절인다음 쪄서 껍질을 벗긴 것

【효능】 회양구역(回陽救逆), 보화조양(補火助陽), 산한지통(散寒止痛)

【성분】 alkaloid를 약 0.5%로 함유하며, diterpene계 alkaloid는 독성이 강한 aconitine계 와低毒性의 atisine계로 분류된다. aconitine계 alkaloid는 aconitine, mesaconitine, aconine, hypaconitine, jesaconitine 등, atisine계는 atisine, songorine, kobusine, ignavine, napelline 등이다. 그 밖에 higenamine(dl-demethylcoclaurine), coryneine, yokonoside 등을 함유 한다.

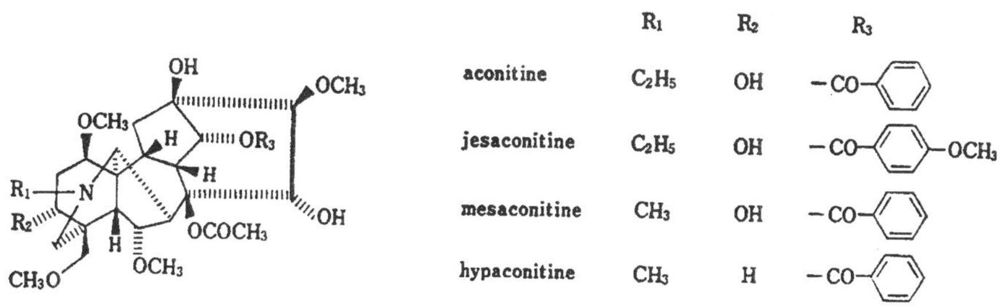

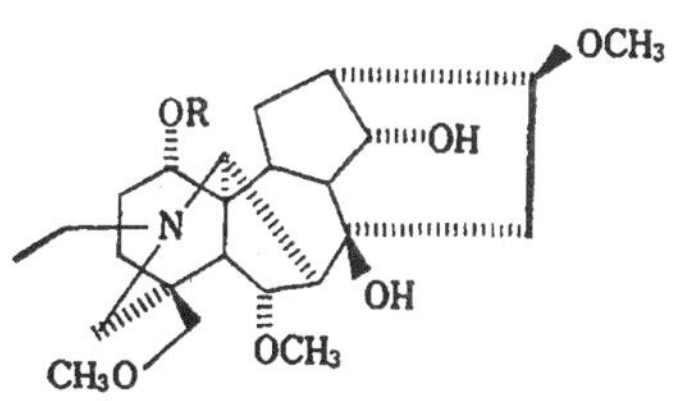

chasmanine R=CH_3
neoline R=H

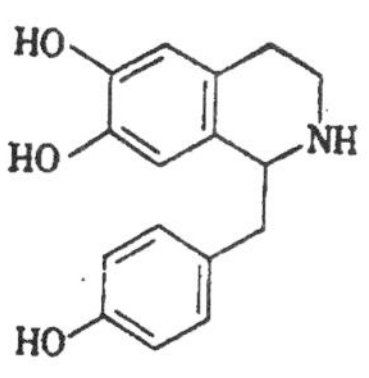

higenamine

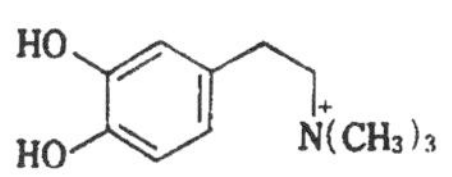

coryneine

【약리작용】 aconitine : mouse에 소량(0.01-0.1mg/kg, s.c.) 투여하면 운동증가, 반응항진, 호흡촉박, 저작운동(咀嚼運動), 線維性搐搦, 경도의 운동마비를 일으키고, 중독량(0.3-0.5mg/kg, s.c.)이 되면 타액분비항진, 안구돌출, 嘔吐樣開口運動, 지각마비, 하제, 배뇨, 사지 특히 후지의 실조, 호흡 장애, 경련이 일어나고 치사케 된다. 독성이 매우 강하여, 1mg/kg, p.o.는 mouse 자발운동 억제와 체온 하강을 나타낸다. 이 운동 억제에 근육이완 작용이 관여하는 가능성이 있다.
진통작용에는 mouse 압자극법(0.15mg/kg, s.c.)과 초산 writhing법(0.06mg/kg, s.c.)에서 양성 효과를 나타내나, 1mg/kg, p.o.에서는 효과가 없다. 열판법에서는 피하투여에서도 효과가 없다. 각막, 혀, 피부의 지각신경을 소량에서 자극, 대량에서 마비시킨다.
흰쥐 혈압에 대해서 50μg/kg i.v.로 일과성의 강하작용을 나타내고, 심박수를 약간 감소시킨다. 흰쥐 심전도에 대해서는 50μg/kg s.c.에서 전도장애를 일으킨다. 덧붙여서 이 심전도 이상을 지표로 mouse, 개에서 항부정맥 작용의 약물 연구가 행해진다. 적출 mormot 심방에 대해서는 10^{-7}g/ml에서 일과성의 수축력 증가와 나중에는 감소가 일어나, 10^{-8}g/ml에서는 수축력 억제를 나타낸다.
토끼에서의 실험에서 aconitine에 의한 심방세동에는 phase-maker-rhythm의 항진과 그로 인한 粗動, 1개소 혹은 그 이상의 異所性焦点의 형성, 그리고 항진된 리듬이나 期外收縮에 의한 국소 차단의 출현이 원인이라고 본다.
적출 mormot 회장에 대해서는 10^{-6}g/ml에서 수축이 되고, 이것은 atropine에 의해서 길항된다. 한편 본 표본의 전기 자극에 의한 수축은 10^{-6}g/ml에서 억제되나, acetycholine, histamine, 염화barium에 의한 수축에는 영향을 주지 않는다. 同下腹神經一輸精管標本에 있어서 하복신경의 절전 및 절후선유의 전기 자극에 의한 수축을 10^{-6}g/ml에서 억제하나, noradrenaline, tyramine에 의한 직접 수축에 대해서는 거의 영향을 주지 못한다. 토끼 적출공장-장간막신경 표본에 있어서 10^{-6}g/ml 을 공장의 자발운동을 증대시키나 장간막 신경의 전기 자극에 의해 일어나는 그의 자발운동 억제 반응은 같은 농도에서 억제된다.
이상의 사실로 미루어 aconitine에는 muscarine 작용과 교감신경 차단작용 및 부교감신경차단 작용과를 고려하게 된다. 흰쥐 적출횡격막 신경근 표본에 있어서 10^{-6}g/ml에서 신경자극에 의한 근수축을 억제하나 근 직접자극에 의한 수축은 억제하지 못한다. aconitine은 적출 개구리 縫工筋에 대해서 1×10^{-8} ~10^{-4}g/ml 에서 반복 방전을 일으키고, 뒤에 탈분극 상태에서 활동을 멈춘다. 반복 방전은 탈분극, 재홍분, 지속하는 Na conductance 상승의 결과이고, 탈분극이 충분히 되면 Na. 불활성이 일어나 활동전위가 차단된다고 설명되고 있다. 적출 토끼 耳介血管과 개구리 후지 혈관을 소량에서 확장, 일정량 이상에서 수축시킨다. 개에게 7μg/kg i.v. 투여하면 뇨량, 혈색소량, 흉관 임파 흐름이 모두가 감소한다.
acotinine은 중추신경 조직에 대해서 극히 미량으로 작용을 나타낸다. 토끼 大槽內에 0.01 μg

/kg 이하를 투여해도 마취와 같은 운동계억제, 체온강하, 호흡흥분, 피부혈관확장, 동공산대를 일으키고, 대량에서는 운동 흥분 내지 경련을 일으킨다. 정맥 투여에 의하여 이러한 작용을 나타내는 데에는 100~1000배정도 필요하다. 미량의 大槽內적용에서 혈압은 상승되나 tachyphylaxis를 나타낸다. 이 tachyphylaxis는 adrenaline i.v.에 의해서 소실될 때가 많다. 혈압상승은 methylhexabital, urethane, 알콜에서 일시적으로 길항된다. 또한 심장지배신경절단, 중뇌절단을 해도 혈압상승은 영향을 받지 않는다. 혈압상승시에 procaine소량을 i.v. 투여하면 혈압은 내려가고, tachyphylaxis 때에는 같은 투여에서 상승한다. 大槽內투여에서 부정맥이나 서맥이 때로는 있으나, methylhexabital이나 염화마그네슘의 i.v.에서 소실한다.

부자 알카로이드의 독성

	s.c[1]	s.c.[2]	i.p.[3]	i.p.[4]	p.o.
acontine	0.27	0.3122	0.308		2.0~3.0
mesaconitine	0.20	0.2592	0.213	0.2~0.3	2.0~3.0
jesaconitine		0.1343			1.0~2.0
hypaconitine	1.19		1.10		
benzoylmesaconine				40~50	
anesaconine				300~330	
chasmanine			713		
neoline			246		

기타 aconinine계 alkaloid : mesaconitine과 jesaconitine은 질적으로 aconitine과 같은 약리작용을 많이 나타내고, 효력면에서 약간의 차이가 인정되었다. hypaconitine은 일반으로 약하고, 탈아세틸 하면 다시 그 정도가 증가한다. aconitine을 비롯하여 이 alkaloid들의 LD_{50}는 표와 같다.

진통효과도 mesaconitine, aconitine hypaconitine의 순으로, 탈아세틸된 것은 이런 것의 1/100정도로 감소한다. 그러나 탈아세틸된 것도 표준물질의 aminopyrine 정도의 효과를 나타낸다. (mouse압자극법, 초산 writhing법).

한편 benzoylaconine은 aconitine과 같은 량에서는 여러가지 약리시험에서 활성을 나타내지 않는다. 적출 mormot 수정관에서 mesoconitine은 3×10^{-6}~10^{-4}g/ml에서 수축되고, 또한 noradrenaline, acetylcholine, histamine, tyramine에 의한 수축을 증강한다. mesaconitine에 의한 phentolamine, phenoxylbenzamine, procaine, bretylium, tetrodotoxin, reserpine 전처리, 6-hydroxydopamine 전처리, 除神經에서 길항, 소실되나, atropine과 Ca에는 영향을 받지 않는다. 또한 이 물질을 tetrodotoxin, reserpine 전처리, Ca^{++} 제거 영양액

사용의 각 조건에서 수정관에서 noradrenaline을 유리한다.

이러한 결과로 부터 mesaconitine은 신경말단에서 noradrenaline의 유리와 synaps 후막의 흥분에 의한 본 표본을 수축한다고 결론을 얻는다.

mesaconitine, benzoylmesaconine, mesaconin의 mouse i.v.투여 후의 斃死예의 조직학적 검색에 의하면, 중독사에 의한 급성 허탈상을 나타내고, 심장에서의 변화가 가장 뚜렷하고, mesaconitine이 가장 강한 영향을 나타내었다.

higenamine : 적출 개구리 심장에서 수축력 증가와 박동수 증가를 일으킨다. 이것은 교감신경 β수용체 흥분작용으로 본다.

coryneine : 흰쥐의 혈압은 40μg/kg i.v.에서 상승시킨다. mormot 적출 심방의 수축력과 박동수를 3×10^{-6} g/ml에서 증가시킨다. 이 작용은 이 물질의 신경절 흥분작용에 기인된다고 보며, nicotine보다 강하고 또한 약간의 신경절 차단작용도 있다.

엑스 엑스의 약리작용은 alkaloid 함량이 극히 일정하지 못하고, 또한 가열처리에 분해되기 쉽기 때문에 엑스제품에 따라 일정하지 않다.

生附子엑스 : Aconitum japonica, 생부자의 냉수침액, 또는 생부자의 methanol 엑스는 중독증상, 많은 약리작용, 급성斃死때의 조직像에서, 질적으로 aconitine과 같다. 가령 진통작용에 관해서는 mouse 압자극법과 초산 writhing법에서 aconitine류와 그의 탈아세틸체가 엑스의 효과에 관여한다. 한편 생부자 엑스는 hexobarbital 수면연장작용과 mouse 스트레스궤양 예방작용이 인정되고, 이러한 작용은 aconitine류에는 인정되지 못하였기 때문에, 다른 성분에 의한 것으로 생각된다.

이 엑스에서 적출심장에 대해서 초기의 일과성의 흥분이 나타나는 예가 있으나, 이것은 higenamine등의 작용이 우선으로 나타난 것으로 본다. 냉침액은 두꺼비 적출심장에 대해서 실온 18~20℃ 이상인 경우에는 일과성의 항진에 이어 억제가 있고, 실온 이하인 경우에는 항진작용만이 있다.

生附子의 煮煎液 이나 생부자를 습열처리한 가공부자의 methanol엑스에서는 약리작용은 감약하거나 소실되었다. 급성독성은 1/5~1/360으로 감약되었다. 단지 이 독성의 감약은 함유되어 있는 aconitine류의 분해에 의한 것보다는 훨씬 크기 때문에 aconitine류의 독성을 약하게 하는 다른 성분이 존재한다. 이 가공부자엑스의 독성증상은 생부자의 것과 양상이 다르고, 후지의 실조를 주로 한다. 흰쥐혈압시험에서는 일과성의 혈압상승만이 나타났다. 적출심장에서는 수축력, 박동수 증가되고, 이 작용물질은 생부자중의 aconitine이외의 물질로 chloroform불용성인 higenamine에 의한 것임을 확인하였다.

附子煮煎液은 4℃의 한냉환경에 둔 병아리와 흰쥐의 체온하강과 사망률 증가를 억제하나 냉침액에서는확인되지 않았다.

【임상응용】 궐냉(厥冷), 오한(惡寒), 복통(腹痛), 하리(下痢), 관절통(關節痛)
【처방】 계지가부자탕(桂枝加附子湯), 사역탕(四逆湯), 진무탕(眞武湯), 부자탕(附子湯)

31. 황백(黃柏) Phellodendri Cortex

【기원】 운향과(Rutaceae)에 속하는 황경피나무 또는 황백나무 *Phellodendron amurense Ruprecht* 또는 그밖의 동속식물의 cork층을 벗긴 수피를 건조한 것이다.
【효능】 청열조습(淸熱燥濕), 사화해독(瀉火解毒), 퇴열제증(退熱除蒸)
【성분】 alkaloid가 주성분으로 1~3%있다. berberine (局方 1.0%이상), palmatine, magnoflorine, phellodendrine, jateorrhizine, candacine, menispermine 등이고 그밖에 苦味成分의 obakunone, limonin (obakulactone), steroid의 β-sitosterol, campesterol, 7-dehydrostigmasterol 및 이런 것들의 고급지방산 ester 등이 존재한다.

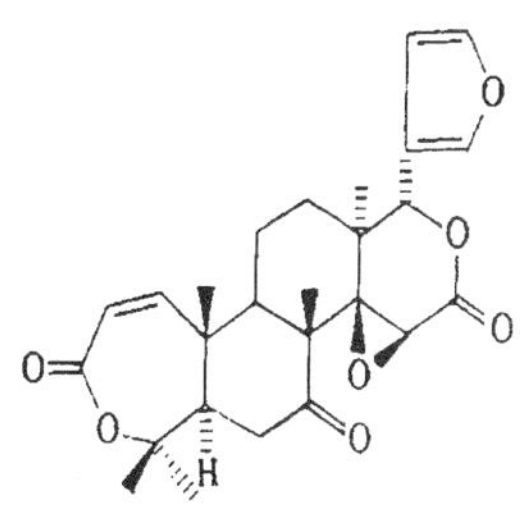
obakunone

【약리작용】 **一般藥理作用**: 물 엑스의 LD_{50}는 mouse에서 520 mg/kg i.p. 황백 총 alkaloid의 일반 중독 증상은 일과성흥분 뒤, 마비시킨다. 이 작용에는 중추작용과 운동신경 말단 작용이 고려된다. 혈당에 대해서는 물 엑스, 알콜 엑스가 모두 일과성의 상승 후 하강 작용을 나타낸다. 담즙 분비, 췌액분비 촉진작용도 있다고 보고되어 있다. 토끼의 적출장관에 대해서는 저농도에서 자동중추 흥분, 고농도에서 마비되고 근 직접작용도 나타나 자동운동의 진폭은 감소한다. 약간의 이뇨작용도 있다.

항균 작용 : 황백은 황련, 황금과 같이 berberine을 주요 활성성분으로 하는 생약으로, 약리작용 연구도 셋을 비교, 대비한 것이 많다. 그 중 berberine으로 대표되는 약효와 분명하게 상이하는 것이 있다. 한방에서 황백 용법은 황련, 황금과 다른 경우가 많으나, 황백에 대해서 소화기 작용, 안질환등 살균작용을 추측시키는 용법의 기제가 많다. 황백의 살균작용에 대해서는 다음과 같은 관찰이 있다.

1) mormot 정액의 운동에 대해서는 berberine 0.05%, 황련 0.5%, 황백 1%에서 짧은 시간내에 운동정지 작용을 나타낸다. 짚신벌레 운동은 같은 농도에서 berberine에서 7분, 황백은 10분 전후에서 정지되고 세포체가 파괴되었다. 즉 세포독으로서의 작용은 berberine의 영향이 무시될 수 없다.

2) 포도상 구균에 대한 황백은 5%에서 발육저지 작용을 나타내나, 황련은 그 작용이 없고, 장내균에는 황백, 황련이 모두 효과가 없었다. 폐렴균에는 더욱 강한 항균력을 나타내 berberine 0.625%, 황련가루 0.13%, 황백가루는 0.015%의 농도까지 저지작용을 나타내었다. 항산균 스메그마균에 대해서도 같고 berberine 0.625%, 황련가루 0.31%에 비해 황백가루는 0.15%까지 저지력을 나타내었다.

3) 임상에서 결핵환자 27명에 황백가루를 복용시킨 결과, 증상 완해와 개선, 균의 감소를 확인되었으나 황련에는 이 효과는 볼 수 없었다. 이와 같이 항균 작용에 대해서도 berberine의 작용과 황백 그 자체의 작용에는 질적인 차이가 보인다. berberine에 대해서 항균 작용이 밝혀져 있는 균은 대장균, 티부스균, cholera균 외 각종의 gram 양성균, 음성균 및 임균등이 있다.

創面治療 促進作用 : 황백의 약효에는 외용제로서의 응용의 장점이 있다. 이 점에 관련해서 berberine은 외용살균제로써의 응용은 그것만으로의 살균작용의 세기에서는 설명 안되는 창면치료 촉진작용이 있다는 보고가 있다. penicilline이나 sulfa제에서 치유가 잘 안되는 화농성 습진과 농양이 berberine에서 치유된 치험에서, 이 약물의 창면치료 작용을 상세히 조사하였다. 그 결과 토끼 背部皮膚에 만든 근육에 이르는 2cm^{2}의 신선창상의 치유는 acrynol에 비해 berberine 용액 처리군이 분명히 빨랐다. 또한 연고제로 해서 좌창(挫創), 타롱창, 비결핵성 궤양에 사용해 본 결과 유효성이 인정되었다.

이 연구에는 황백 및 황련의 수지점액도 시험해 보았으나 유효성이 없었다. 시험관의 살균효력은 합성살균제에 비해 확실히 약하기 때문에 수렴성의 항염증작용이 치유의 촉진에 관여하고 있다는 것을 추측된다.

항염증작용 : 황백의 옛 응용법에는 항염증작용으로 추측되는 기술이 많이 있다. 황백의 alkaloid 이외의 성분을 검색하여 linolic, palmatic acid와 phytosterol의 ester을 동정한 연구에서 옛부터 황백가루를 화상, 탕의 짓무른데에 쓰고 일종의 고약으로서의 응용되며 이는 지방산의 phytosterol ester에 의한 것이다.

근년의 연구에서 수정란을 써서 항염증작용의 검색연구는 황련 그 밖의 berberine 함유 생약과 같이 황백에도 강한 항염증 작용이 검색되어 있다. 즉 9일간 부란시킨 수정계란의 배(胚)에 검체를 침적시킨 여지 disk를 작용시켜, 육아 형성의 억제하는 작용을 지표로 해서 활성을 조사한 결과 황백의 50% MeOH추출 조엑스는 500㎍/disk 의 용량에서 53%의 육아형성 억제작용을 나타내었다. 같은 양의 phenylbutazone은 16.3%를 억제하였다. 또한 염산 berberine은 50㎍/disk의 용량에서 68.8%의 억제를 나타내었다.

염증에 대한 황백의 응용에 관여하는 성분이 무엇인가는 현재로는 명확하지는 않으나, 전술한 바와 같이 고찰이나 실험사실은 옛날의 응용과 부합되는 점이 많은 것은 분명하다.

【임상응용】 단미로는 고미건위약 및 정장약으로 1일 1~3g을 여러회에 걸쳐서 산제, 전제 또는

환제로 해서 쓴다. 그 밖에 가정약의 원료로 쓰이고, 한방에서는 소염성 수렴약으로, 위장염, 복통, 황달, 하리 등의 증상에 쓰인다. 호마유등과 같아서 타박 또는 외용하기도 한다.
한방에서는 황백, 황금, 황련의 응용은 청열, 조습약으로 해서 유사점이 많다.
【처방】 청혈보혈탕(清熱補血湯), 대황소석탕(大黃消石湯), 백두옹탕(白頭翁湯), 반하백출천마탕(半夏白朮天麻湯)

32. 황련(黃連) Coptidis Rhizoma

【기원】 미나리아제비과 (Ranunculaceae)에 속하는 황련 *Coptis japornica* Makino var. *dissecta* Nakai의 근경을 건조한 것이다.
【효능】 청열조습(清熱燥濕), 사화해독(瀉火解毒)
【성분】 Isoquinoline 계 4급염기인 alkaloid를 주성분으로 하고, berberine함량은 4~7%이다. 그 밖에 coptisine, palmatine, jateorrhizine, worenine, magnoflorine등이 있다. 산성물질로 ferulic acid가 있다.

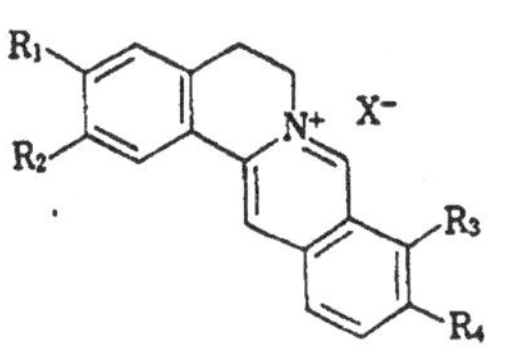

	R1	R2	R3	R4
berberine	O−CH_2−O		OCH_3	OCH_3
coptisine	O−CH_2−O		O−CH_2−O	
palmatine	OCH_3	OCH_3	OCH_3	OCH_3
jateorrhizine	OH	OCH_3	OCH_3	OCH_3

【약리작용】 중추작용 : 주성분 berberine을 비롯하여 주요 alkaloid는 四級塩으로, 경구 흡수는 극히 낮고, 또한 뇌혈액관문의 통과가 거의 안된다고 보며, 중추작용은 기대하기 어렵다. 또 황련의 응용에는 진정제로 이용되며 같은 berberine함유의 황백과는 분명한 차이가 보인다. 황련의 물엑스의 경구투여는 행동약리학적 검색에서 특기해야 할 작용은 찾을 수 없다. 시험된 항목은 자발운동량, 협조운동, 실험적으로 유발된 이상행동, 수면연장 작용등이다. palmatine의 환원체인 tetrarhydropalmatine은 중추신경 억제 작용이 있다.
그러나 이 연구에서, 황련 엑스의 3급 염기 획분에는 경도이긴 하나 자발운동량의 감소 작용과 hexobarbital-Na의 수면작용의 연장효과를 확인되었다. 또한 berberine, coptisine, palmatine, jateorrhizine을 각각 $NaBH_4$ 환원하여 tetrahydro 체로 하여 3급 alkaloid 化로 화합물에는 강한 중추억제 작용이 있다고 보고되었다.

순환기관작용 : 중추작용과 같으며, 주성분의 4급 alkaloid의 장관흡수가 적으므로, 경구투여에 의한 약리활성은 바람직 하지 못하다. berberine의 비경구투여 경우 일과성의 혈압강하 작용을 볼 수 있다. 이 혈압강하 작용에는 다음과 같은 약리학적 특성이 있다.

1) 경동맥반사도 관여하지 않는다.
2) atropine투여 또는 양측미주신경 절단에서 영향이 없다. 교감신경의 관여에도 무관하다.
3) hexamethonium에 의하여 변화가 없다.
4) acetylcholine에 의한 혈압강하, 미주신경자극에 의한 혈압강하를 모두 증강한다.

이상과 같은 순환약리의 지견에서, berberine에는 choline esterase억제작용이 있는 것을 추론되어, 이 작용은 토끼 대뇌의 choline esterase표품을 써서 증명되어 있다. 개구리의 적출 심장, 후지관류표본, 흰쥐의 혈압, 심전도등을 이용한 후의 연구에서도, 심장에 대해서는 저농도에서 수축력의 증대가 보였으나, 고농도(1.28×10^{-3}M)에서는 현저한 억제효과가 있고, 혈압, 심전도에도 전술한것과 같은 억제효과 등이 관찰 되었다.

운동계 · 골격근작용 : berberine에는 choline esterase 억제작용이 있는 것으로 운동계, 골격근등에 대한 효과가 조사되어 있다. 개구리 腹直筋, 坐骨神經腓腹筋, 縫工筋, 흰쥐 坐骨神經筋 및 前脛骨筋 표본 및 mouse의 curare중독을 이용한 실험에서 berberine의 작용에 대해서 다음의 결론을 얻을 수 있다.

1) berberine은 토끼 뇌 및 개구리 복직근 choline esterase활성에 대한 억제 작용이 있다. 그의 효과는 10^{-7}g/ml의 농도에서 나타났다.
2) berberine은 acetylcholine의 Ringer액내 자연분해도 10^{-4}g/ml 에서 억제한다.
3) acetylcholine의 골격근 수축작용을 현저히 증강한다.
4) 골격근에서 curare의 이완작용에 대한 길항작용은 eserine과 달리, 서서히 나타나 반복해도 길항작용은 소실되지 않는다.
5) mouse에 대한 curare의 LD_{50} 용량에 대해서는 별로 방어효과가 확인되지 않는다.

이상의 결과는 berberine이 골격근, 운동계에 대해서 choline esterase억제로 인한 작용과 더불어 그것 이외의 기전이 있는 것을 시사하는 것이다.

殺菌作用 : 황련 및 berberine이 각종 병원 미생물, 특히 장내세균군에 대해서 강한 살균, 항균작용이 있다. 이것을 총괄하면, 그의 항균영역은 극히 넓은 범위로 임상적으로는 그의 적응폭이 넓은 것을 의미한다. 그의 감수성 균으로는 cholera균, 장 티브스균, 적리균이 5만분의 1의 농도에서 증식 억제되는 보고를 비롯하여, 황색포도상 구균, 렌사구균등의 gram양성균, 장티프스균, 志賀赤痢균, 이균 등의 gram음성균에 대한 항균성의 보고 많다. cereus균, 고초균, diphtheria균, 대장균, 폐렴간균, 보이드균, 화농연쇄상 구균, 결핵균등의 동물병원성균 뿐만 아니라 각종 식물 병원균, Candida, Cryptococcus, 효모등의 진균류에 이르기 까지 항균영역을 나타내는 연

구도 있다.

이런 것은 시험관내의 것 뿐만 아니라 생체내 실험에서도, 일부의 병원균에 대해서는 유효성이 확인되어 있다. 황색포도상 구균 감염 mouse에 berberine과 streptomycin 또는 sulfadiazine과를 병용하여 생존율이 높아진 연구나, chloramphenicol, streptomycin, tetracycline등의 항생물질 내성 적리균에 대한 항균성등에 대해서도 보고가 있다.

소화기 작용 : 한방에서 황련의 응용중에서, 소화기 장해에 대해서 약효가 가장 주목할 만하다. 그의 약효의 대부분은 berberine의 고미작용과 장내 살균작용이라고 보며, 그 밖의 약효도 관여될 수 있는 가능성이 충분히 있어, 연구의 여지가 많이 남아 있다.

지사작용 : 최근 회장의 수분, 염류 분비에 대한 cholera toxin의 자극작용에 대해서, berberine이 점막측에서 작용해서 억제효과를 나타내는 것을 알아내었다.

소화액분비 : 황련에는 고미건위작용이 있어 타액, 위액, 췌액, 담즙 분비를 촉진하여, 반사적으로 위장운동을 항진한다고 한다. 고미건위약작용의 실험적 증명은 용이하지는 않으나, 동물실험에서도 이것을 지지하는 연구가 적지않다.

항소화성궤양 작용 : 황련의 한방적 응용법으로써 출혈성 질환과 소화기 질환이 많은 것으로, 소화성 궤양에 대한 약효가 검토되어 있다. mouse의 수침 구속 stress위궤양에는, 황련수성엑스는 피하주사와 경구투여 모두에서 억제효과를 나타낸다. 또한 토혈을 수반한 급성위출혈등에도 변용된다. 삼황사심탕의 항궤양 작용은 구성처방에서 황련을 제외한 효과는 현저히 감약되었다.

幽門結紮胃潰瘍에 대해서도 berberine은 억제효과를 나타내었다.

항염증 작용 : 황련의 한방 응용에는 소염적인 약효를 시사한 기술이 많으나 이것을 실증한 연구는 적다. 황련 조엑스 및 berberine은 수정란의 육아 형성 억제작용은 지표로한 항염증 작용의 screening에서 유효성이 확인 되었다. 또한 cotton pellet법, punch법, croton유 육아 pouch 법등의 여러가지 법에서 phenylbutazone과 같은 활성을 나타내었다.

기타작용 : 황련 물엑스는 mouse적출 소장에서는 경련적으로, 자궁에서는 수축, 운동항진적으로 작용한다. 고 cholesterol먹이로 사육한 토끼의 총 cholesterol과 총 lipid비는 황련 물 엑스의 연속적 경구 투여에서 정상치로 되는 것으로, 동맥경화 예방효과를 시사하는 성과를 얻는다.

【임상응용】 1) 건위, 정장의 목적으로 소화불량 (소아의 소화불량증 등),각종 하리증상, 특히 세균성 하리에 쓰인다. 2) 구토, 구기, 오심, 트림, 口臭, 상복부 팽만, 급성 위염등 흉복부 이상감, 3) 염증성의 고열에 의한 의식 이상 상태에 쓰이는 처방 (黃連解毒湯)으로서 쓰인다. 4) 吐血, 비출혈, 혈뇨, 혈변등의 급성 출혈성 질환에 쓰이는 처방구성 생약으로 쓰인다. 5) 피부의 염증, 화농증, 구내염, 눈의 충혈 안검종창 등이다. 6) 고미건위약 및 정장약으로 1일 1.5g, 1회 0.2~0.5g를 산제, 전제 또는 환제로 쓰인다.

【처방】 황련탕(黃連湯), 삼황사심탕(三黃瀉心湯), 소함흉탕(小陷胸湯), 청상방풍탕(淸上防風湯)

33. 황금(黃芩) Scutellariae Radix

【기원】 꿀풀과(Labiatae)에 속하는 속썩은풀 *Scutellaria baicalensis* Georgi 의 뿌리의 건조품이다.

【효능】 청열조습(清熱燥濕), 사화해독(瀉火解毒), 지혈안태(止血安胎)

【성분】 주성분의 flavonoid는 baicalin(4.3%), baicalein, wogonin(0.5%), wogonin glucoronide, oroxylin A, oroxylin A glucuronide, skullcapflavone I, II, koganebananin 등이 있다. 그밖에 steroid인 β-sitosterol, campesterol, stigmasterol, 당질인 sucrose, D-glucose 등이 있다.

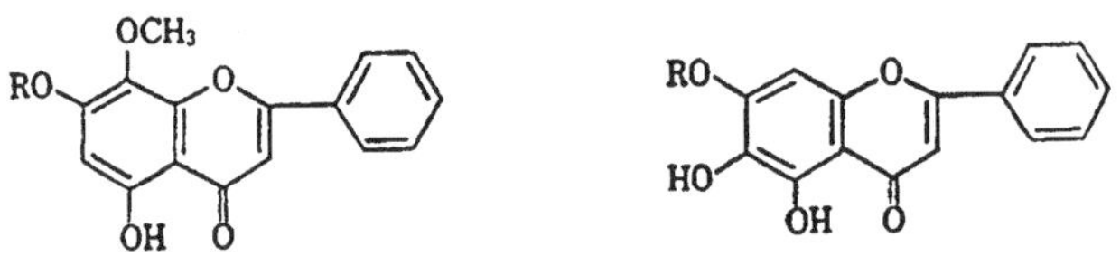

wogonin R=H
wogonin glucuronide R=GlcA

baicalein R=H
baicalin R=GlcA

【약리작용】 **一般藥理作用** : 황금 전제에 대한 일반약리시험 보고는 적다. 소화기 작용으로 단즙분비, 췌액분비가 조사되어 있으나, 담즙분비에 대해서는 촉진 작용이 보고 되어 있다. 황금의 알콜엑스 및 baicalin은 토끼의 담즙배설 항진작용을 나타내나, wogonin에는 그런 작용이 없다. 토끼의 적출장관에 대해서 baicalein은 운동항진작용을 나타내나, wogonin, baicalin은 그런 작용이 없다.

황금이 완화작용, 이뇨작용이 있다고 확인되어 있다. 이뇨작용은 baicalein, wogonin, baicalin의 순으로 강하다.

황금의 해독작용과 관련시킨 strychnine의 독성에 대한 환금 성분 baicalin의 영향이 조사되어 있으나, 10mg/kg, s.c.의 용량에서 strychnine의 LD_{50}를 2.2倍로 상승시킨다.

抗炎症작용 : 황금의 성분이 flavonoid 이므로 여러 가지 vitamine P와 유사한 활성으로 혈관투과성 억제작용, 항염증작용이 조사되어 있다. 흰쥐의 carragenin 足浮腫法에서는 100mg/kg, i.v.의 용량으로 aspirin에 상당하는 항염증작용이 인정되고, 이것은 methylhesperidin보다 훨신 강한작용이 있다. 또한 mouse의 복강내 초산 주입법으로 조사한 혈관색소 누출시험에서도 baicalin, baicalein의 200-300mg/kg 경구 투여에서 현저한 억제 작용이 인정되었다. 이러한 화합물은 hyaluronidase의 저해작용도 현저하였다. flavonoid는 실험적 염증에서는 유효하지만 임상적 유효성을 확인하기가 어려운 일이 많으므로 이러한 결과에서 바로 生藥(漢藥)으로서의 유효성을 논할 수는 없다.

항allergy 작용 : 황금의 항Allergy 작용은 상세하게 조사되어 있다. baicalin 또는 baicalein은 egg-albumin으로 감작된 mormot에 다시 항원의 aerosol을 흡입시켜 야기된 anaphylaxy 반응에 대해서 현저한 방어작용을 나타낸다. 또한 감작된 mormot의 적출회장 또는 기관지근에서 Schultz-Dale 반응을 보면 이것에 대해서도 강한 억제 효과가 확인되었다. 이 반응에서는 조직에서 유리되는 mediator에 대한 길항과, mediator의 유리에 대한 길항의 두 가지가 같이 나타난다.

이 점을 감작 mormot의 폐절편 그 밖에 표본과 최근의 면역학의 진보된 방법의 활용에 의하여 상세하게 조사된 실험의 결과를 요약하면 다음과 같다.

1) 황금의 항allergy 작용의 유효성분은 baicalin이고, 그의 aglycon의 baicalein은 mole비에서 Daicalin과 같은 정도의 mediator 유리 억제 작용을 나타냄으로 활성구조는 baicalein 부분에 있다.

2) baicalin은 anaphylaxis型의 반응을 억제할 뿐만 아니라 reagin(IgE)에 의하여 야기되는 atopy형의 반응도 억제한다.

3) atopy型 반응의 특이적인 억제제인 disodium cromoglycate(DSCG)는 baicalein과 공통의 chromone 골격을 가지고 있다. 그러나 DSCG는 reagin에 의한 반응만을 억제하지 못하는데 대해서 baicalein은 non-reagin에 의한 반응과 reagin에 의한 반응을 모두 억제한다. 즉, egg-albumin 감작 mormot 폐절편으로부터의 anaphylactic mediator나 사람 폐절편의 anti-human IgE에 의한 mediator 유리(type I의 non-reagin 반응)을 억제하고, 다시 human IgE 혈청에서 passive로 감작된 원숭이 폐절편의 mediator 유리나 흰쥐 장간막 mast cell의 흰쥐 IgE에 의한 脫顆粒(0reagin에 의한 반응)을 억제한다. 이상의 실험은 baicalin이 allergy 반응의 발현 기전 중 종래의 약물에서는 미치지 못한 작용점까지 나타낸다.

항균작용 : in vitro에서 적리균, typhus균, 녹농균, 포도상구균, 용혈성 렌사구균, 폐렴쌍구균 등에 대해서 항균작용이 있다. 또한 A型 influenza virus PR3나 진균에 대해서도 억제 효과가 있다.

粥狀動脈硬化防止作用 : 황금의 수침액의 연속 경구 투여에 의해 토끼에 실험적으로 야기된 죽상동맥경화증이 예방될 수 있다.

【임상응용】 炎症, 充血, 胃 답답함, 下痢, 腹痛 등이 있는 질병에 대한 여러 가지 한방 방제에 배합(1일 3-6g)해서 쓴다. 단미로 쓰는 일은 없다.

【처방】 황금탕(黃芩湯), 갈근황련황금탕(葛根黃連黃芩湯), 삼황사심탕(三黃瀉心湯), 소시호탕(小柴胡湯)

34. 창출(蒼朮) Atractylodis Rhizoma

【기원】 국화과(Compositae)에 속하는 삽주*Atractylodes lancea* DC. 및 동속식물의 근경을 건조한 것이다.

【효능】 조습건비(燥濕健脾), 거풍제습(祛風除濕), 산한해표(散寒解表)

【성분】 정유 약 5-9%, 함유하고 그의 주요성분은 hinesol, β-eudesmol이며 그 밖에 elemol, atractylodin, β-selinene, 3β-acetoxyatractylon, 3β-hydroxyatractylon, 2-furaldehyde 등이다.

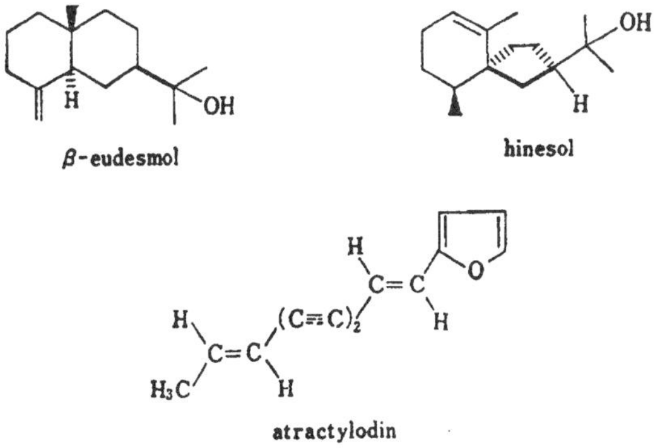

【약리작용】 蒼朮類의 응용 효과는 상당부분이 정유성분 작용에 의한다고 본다.
benzene 엑스 및β-eudesmol 과 hinesol의 혼합물은 mouse(p.o.)에서 진정작용, 자발운동억제, hexobarbital 수면 연장, 전격(電擊) 경련 억제, 소장 내용물 수송 촉진 등의 여러 가지 작용이 있다. β-eudesmol은 위액분비 억제작용과 항궤양작용을 나타낸다. 이런 것의 기전은 H2 수용체 차단 작용이라고 본다. atractylodin은 담즙분비촉진 작용이 있다. 한편 白朮類의 정유획분에는 이와 같은 작용을 나타내지 않는다.
창출의 물엑기스는 토끼에 투여하면 혈당치 억제 작용이 있고 소량에서는 혈압상승, 대량에서는 강하 작용이 있다. 또 이뇨작용도 있고 심장 확장작용이 있다. 창출의 정유 소량으로 진정작용이 있고 반사기능 항진하고 대량으로 중추 마비 작용이 있다. 또 항곰팡이 작용도 있다.

【임상응용】 한방에서는 水毒을 없애 健脾, 發散力이 강하여 발한 촉진약으로 쓴다.

【처방】 위금탕(胃苓湯), 향사양위탕(香砂養胃湯), 이출탕(二朮湯), 평위산(平胃散)

35. 백출(白朮) Atractylodis Rhizoma Alba

【기원】 국화과(Compositae)에 속하는 Atractlylodes joponica의 근경의 콜크피를 벗겨 조제한 것.

【효능】 보기건비(補氣健脾), 조습이수(燥濕利水), 지한안태(止汗安胎)

【성분】 정유 1.5-3%으로 atractylon, 3β-hydroxyatractylon, 3β-acetoxyatractylon, eudesma-4(14), 7(11)-dien-8-one 등이다. 또 atractylenolide Ⅰ,Ⅱ,Ⅲ이 함유되어 있다. atractylon이 20% 갖고 있다.

【약리작용】 메탄올 엑스는 mouse(p.o.)에서 초산복막염에 의한 혈관 투과성의 항진을 억제한다. 이 활성은 (+)-eudesma-4(14), 7(11)-dien-8-one, atractylenolide Ⅰ,Ⅱ,Ⅲ에서 인정된다. A. ovobata 白朮의 50% 메탄올 엑스는 흰쥐(p.o.)에서 항스트레스 궤양 작용을 나타낸다. atractylon은 간장해 억제작용을 나타낸다.

【임상응용】 한방에서 수독을 없애고 健脾, 止汗 목적으로 쓴다. 益氣效果가 강하다.

【처방】 위령탕(胃苓湯), 향사양위탕(香砂養胃湯), 이출탕(二朮湯), 사군자탕(四君子湯), 귀비탕(歸脾湯), 인삼탕(人蔘湯), 반하창출천마탕(半夏蒼朮天麻湯)

36. 택사(澤瀉) Alismatis Rhizoma

【기원】 택사과(Alismataceae)에 속하는 질경이 택사 *Alisma orientale* Samuelsson의 괴경을 건조한것이다.

【효능】 이수삼습(利水滲濕), 청열사화(清熱瀉火)

【성분】 Triterpenoid의 alisol A, B, C 및 그의 acetate, 당류의 D-glucose, D-fructose, sucrose등이고 그 밖에 β-sitosterol, amino acid(valine, acetylvaline 등), lecithin, choline, vitamin류, 단백질(7%), 전분(약25%), K염 등을 함유한다.

【약리작용】 澤瀉의 물엑스는 토끼의 耳정맥에 주입하면 이뇨작용이 있다. 이 추출액에는 다량의 K염이 있어, 이뇨작용은 K ion의 존재에 의한 것으로 되어 있다. 그러나 mouse에서는 택사의 물 엑스 1mg/kg을 s.c. 및 p.o. 투여인 경우 어느 것도 이뇨작용이 없었으나 택사의 알콜 엑스를 i.p. 투여 때는 전체로 해서 약간의 요량이 증가하였다. K염의 이뇨작용에 대한 고찰 실험에서 택사의 수전액을 건강한 rat에 생약의 상용량과 부작용면에서 생약 4g/kg에 상당하는 액양을 p.o.로 주어 4시간치에서 판단한 것으로 이뇨작용이 특별히 있다고는 할 수 없었다.

택사가루의 5% 함유한 지간성 사료로 사육하였을 때 간 지방의 축적이 억제되었다. 그리하여 항지간 활성성분의 분리를 시도하여, choline, lecithin 외에 benzene-acetone 가용의 항지간 분획 〔T-(1·1·1·1)〕를 발견하였다. 이 T-(1·1·1·1)는 다른 표준품의 항지간 작용보다 우수하다. 또한 혈청중 및 간중의 지질 분석 결과에서 choline, lecithin과 전혀 다른 작용 물질인 것을 나타내었다. 그리고 T-(1·1·1·1)은 흰쥐의 유지투여로 인한 지혈증을 청징화하는 작용이 있었다. 더욱이 정상 흰쥐의 CCl4에 의한 간장해를 예방 및 치료 효과가 있었다.

cholesterol 첨가 사육에 의한 토끼의 粥狀硬化症, 粥狀腫, 혈중 cholesterol은 choline, lecithin에 의해서 두가지 약물의 차가 있었으나 악화되었다. 한편 T-(1·1·1·1)은 0.5% 첨가로 경감 억제 경향을 나타내었다.

택사로부터 분리된 물질 alisol A, alisol A-24-monoacetate, alisol B-23-monoacetate 및 alisol C-23-monoacetate는 지간성 사료로 사육된 흰쥐의 간 및 혈중 cholesterol을 낮추는 작용이 있는 것이 증명되었다. 그러나 alisol B는 그런 작용이 없었다.

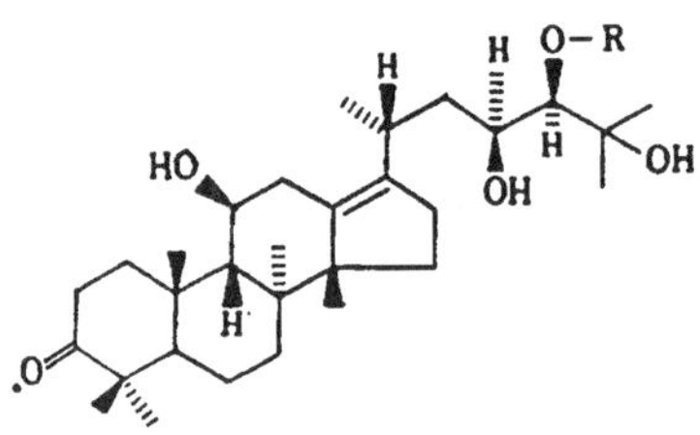

alisol A R=H

alisol A monoacetate R=Ac

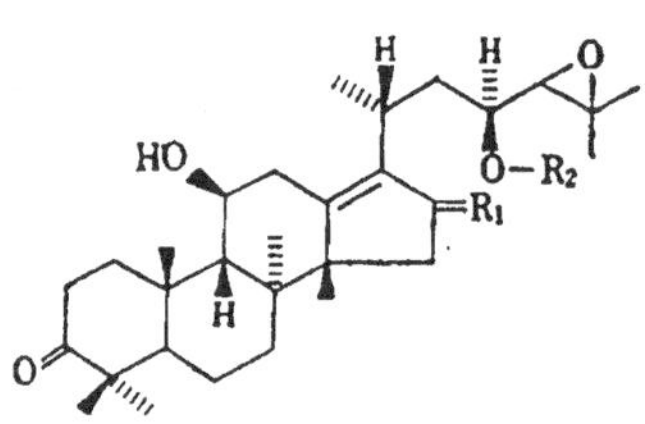

	R_1	R_2
alisol B	H, H	H
alisol B monoacetate	H, H	Ac
alisol C	O	H
alisol C monoacetate	O	Ac

$CH_2-O-CO-R$
$|$
$CH-O-CO-R$
$|$
$CH_2-O-PO_3^{\ominus}-CH_2-CH_2-N^{\oplus}(CH_3)_3$

lecithin R=mixture of stearic, palmitic · and oleic acids

【임상응용】 이뇨, 止渴藥으로 소변불이 또는 빈뇨, 현기증, 口渴, 胃內停水 등에 쓰인다. 5-15g을 煎製 한다. 또한 散製도 쓴다.

【처방】 오령산(五苓散), 택사탕(澤瀉湯), 팔미환(八味丸), 복령택사탕(茯苓澤瀉湯)

37. 저령(猪苓) Polyporus

【기원】 잔나비걸상과(Polyporaceae)의 저령 *Polyporus umbellatus*(Pers.)의 균핵을 건조한 것이다.

【효능】 이수삼습(利水滲濕)

【성분】 Sterol : ergosterol, 유기산으로 2-hydroxytetracosanoic acid, 다당류 glucan 외에 biotin을 함유한다.

【약리작용】 猪苓의 전액 5g을 건강인에 투여하면 6시간 후에 요량이 62%증가되고 요중 염화물은 45%증가하였다. 그러나 3g 전제 또는 임상 상용량에서는 이뇨작용이 인정할 수 없었다. 輸尿管瘻를 만든개의 실험에서는 저령전제 0.25~0.5g/kg을 정맥 또는 근육주사 하면 이뇨 작용은 있으나 내복 또는 0.048g/kg이하의 정맥주사량에서는 작용이 없었다. 토끼에 내복, 복강내 주사를 사람의 용량을 가해도 효과가 없고 전제, 엑기스 2g/kg에도 무효이다.

흰쥐에 알콜추출, 수용액을 내복하면 요량을 증가한다. 이뇨 효과는 신소관에 대한 전해질과 물의 재흡수를 억제하는 것이다. 알콜엑스는 황색포도상구균 및 대장균의 발육을 억제하고, 수용성 glucan은 마우스암에 강한 항종양 효과를 나타낸다.

【임상응용】 利尿, 해열, 지갈제, 小便不利, 구갈, 수종에 쓴다. 1일 2-5g

【처방】 오령산(五苓散), 정부탕(淨腑湯), 저령탕(猪苓湯), 분소음(分消飮)

38. 복령(茯苓) Hoelen

【기원】 잔나비걸상과(Polyporaceae)에 속하는 복령균 *Poria cocos* (Fr.) Wolf.(*Pachyma hoelen* Rumph)의 균핵을 그대로 건조한 것이다. 또는 균핵의 외층을 거의 벗기고, 몇개로 분할 또는 횡절한 것이다. 그 균은 소나무속(Pinus spp.) 식물의 뿌리에 기생하고 벌채 후 3-4년이 지난 나무의 뿌리의 주위에 不定形 괴상의 균핵을 형성한다.

【효능】 이수삼습(利水滲濕), 건비보중(健脾補中), 영심안신(寧心安神)

【성분】 β-1,3-glucan의 다당 pachyman이 주성분이다. 그 밖에 triterpenoid의 pachymic acid, eburicoic acid, dehydroeburicoic acid, 3β-D-acetyltumulosic acid, 3β-O-acetyldehydro-tumulosic acid, steroid인 ergosterol 그밖에 lecithin, adenine histidine choline등이 있다.

【약리작용】 복령의 침제는 토끼, 마우스에 대하여 약한 이뇨 효과가 있고 일과성의 혈당 상승작용이 있다. 복령추출물은 경도의 소화성궤양 예방 효과가 있고 교감신경흥분, 평활근마비, 교감 신경흥분, 평활근 마비, 자율운동진폭 감소, 긴장저하가 인정되었다. 두꺼비 심장에 경도의 강심작용이 있다.

【임상응용】 뇨의 감수 또는 빈수, 심계항진, 위내정수, 부종, 근육의 간대성 경련

【처방】 오령산(五苓散), 소반하가복령탕(小半夏加茯苓湯), 복령음(茯苓飮), 영계출감탕(苓桂朮甘湯)

39. 의이인(薏苡仁) Coicis Semen

【기원】 벼과(Graminae)에 속하는 율무 *Coix lacryma-jobi* L. var. *ma-yuen* (Roman) Stapf의 종피를 제거한 성숙 종자를 건조한 것이다.

【효능】 이수삼습(利水滲濕), 거습제비(祛濕除痺), 청열배농(清熱排膿), 건비지사(健脾止瀉)

【성분】 지방유를 7% 함유하고 구성 성분은 palmitic acid, myristic acid, 8-octadecenoic acid의 glyceride이다. 단백질은 약 18%로 coicin(prolamin 유사 단백질)등, 전분을 52% 가량 함유한다. 그 밖에 sterol로 β-sitosterol 근연물질, 항종양성 물질 coixenolide, phytin, amino acid류, vitamin B_1 등이다.

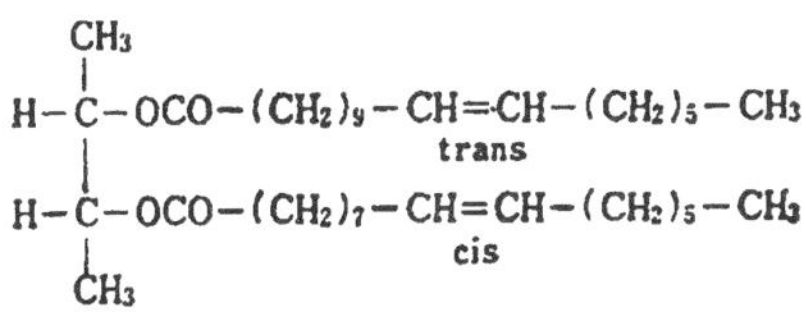

coixenolide

【약리작용】 의이인의 석유에텔엑스는 개구리, mouse, 토끼에 대해서 운동마비 뒤 사망(폐혈행 장해에서 혈압강하, 호흡정지)시킨다. 토끼 耳殼血管 표본을 저농도에서 수축, 고농도에서 확장한다. 개구리 적출 심장 및 골격근과 운동신경 말초에 대해서 저농도에서 흥분적으로, 고농도에서 억제적으로 작용한다. 토끼 적출 장관에 대해서 저농도에서는 경도 긴장 증가, 운동 진폭 증대, 고농도에서는 초기 일과성 긴장 항진 뒤 차차 저하하고, 운동 부정(不整)에서 운동 정지 된다. 토끼 및 mormot 적출 자궁에 대해서는 마비와 같은 작용은 볼 수 없고, 농도 의존적으로 긴장증가, 운동진폭증대가 보인다. 중간 정도 농도 이상에서는 긴장 증가가 뚜렷하게 진폭이 감소된다.

palmitic acid의 일반약리 작용을 검토하여, 소량에서 호흡기능 항진, 대량에서 마비, 폐혈관

을 현저한 확장작용을 확인하고, 의이인의 지방유(석유에텔추출물)의 호흡및 혈압에 대한 작용이 palmitic acid로 설명되어 질수 있었다. 또한 palmitic acid는 토끼말초혈관의 확장, 적출자궁 및 적출장관의 저농도 긴장, 고농도에서는 긴장을 감소시킨다. 대량에서 전신 마비에 들어가 호흡 마비에 의하여 치사되나, 이경우 운동신경 말단이나 골격근은 마비되지 않고 오히려 흥분시킨다고 보고되어 있다. 의이인유(에텔엑스)및 탄소수 10-18의 포화지방산이 개구리의 골격근에 작용해서 전기자극에 의한 근수축을 감약시키고, 그의 작용 양식은 근 직접적인 것으로 보고하였다. 또한 의이인유 피하주사에서 토끼혈당치 및 혈청 칼슘량저하가 나타났다.

한편 coixenolide는 mouse의 Erlich 복수암에 대해서 연명 효과가 있다. 마우스, 흰쥐에 진통, 진정, 해열 작용이 있다.

【임상응용】 한방에서는 이뇨, 소염, 진통, 배농의 목적으로 부종, 류마티스, 신경통등의 동통, 화농증등에 방제로 쓰인다. 또한 민간요법으로 사마귀제거에 쓰며, 자양, 강장약으로 쓰인다. 1일 10-30g 전제

【처방】 등청탕(騰晴湯), 의이인탕(薏苡仁湯), 의이부자패장산(薏苡附子敗醬散), 마고의감탕(麻古薏甘湯)

40. 괄루근(括樓根)(瓜呂根)　Trichosanthis Radix

【기원】 박과(Cucurbitaceae)에 속하는 하늘타리 *Trichosanthes kirilowii* Maxim. 의 뿌리의 외피를 벗기고 건조한 것이다.

【효능】 청열생진(清熱生津), 소종배농(消腫排膿)

【성분】 다량의 전분 (약 40%) 외에, 유기산으로서 trichosanthic acid, citrulline(5.7%), arginine, glutamic acid, aspartic acid, serine, glycine, threonine, alanine, γ-aminobutyric acid, ornithine, β-sitostural등이 있다.

【약리작용】 天花粉煎液은 토끼 혈당 상승 작용이 있다. 또한 括樓根 엑스는 토끼 혈당을 상승시키나, 간, 근육의 glycogen에는 뚜렷한 영향이 없고, 기아 토끼에서는 혈당이 현저히 상승되고 간, 근육 glycogen이 증량된다.

【임상응용】 지갈, 해열, 진해, 이뇨, 배농 작용이 있다. 1일3-5g(전제), 또한 瓜呂根에서 얻은 전분을 天花(瓜)粉이라 하고 濕疹 그 밖의 피부병에 쓴다.

【처방】 괄루계지탕(括樓桂枝湯), 시호계지건강탕(柴胡桂枝乾薑湯), 시호청간탕(柴胡清肝湯)

第二章

疼痛性 疾患의 藥物

2

疼痛性 疾患의 藥物

두통(頭痛), 편두통(偏頭痛), 안면통(顔面痛), 관절통(關節痛), 어깨결림, 치통(齒痛), 요통(腰痛), 근육통(筋肉痛), 흉통(胸痛), 복통(腹痛) 등을 主症狀으로 하는 疾患에 많이 使用되는 藥物을 다룬다.

41. 갈근(葛根) Puerariae Radix

【기원】 콩과(Leguminosae)에 속하는 칡 *Pueraria thunbergiana* Benth. (=*P. lobata* (Willd.) Ohwi)의 뿌리를 건조한 것을 사용한다.

【효능】 해기퇴열(解肌退熱), 투발마진(透發痲疹), 생진지갈(生津止渴), 승양지사(乘陽止瀉).

【성분】 Flavonoid로서, daidzein, daidzin, puerarin, puerarin 7-xyloside, genistein, formononetin, puerarol, kakkonein 등을 함유한다. 그 밖에 전분, D-mannitol, succinic acid, miroestrol, allantonin, acethlcyolin 등이 있다.

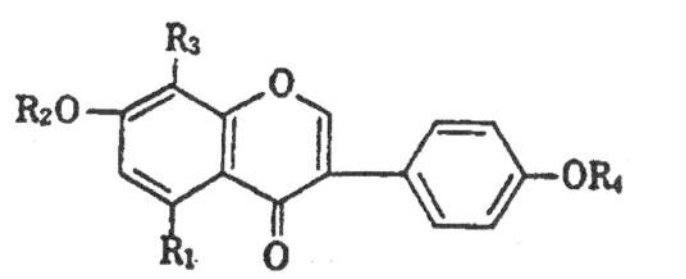

	R_1	R_2	R_3	R_4
daidzein	H	H	H	H
daidzin	H	Glc	H	H
genistein	OH	H	H	H
formononetin	OH	H	H	CH_3

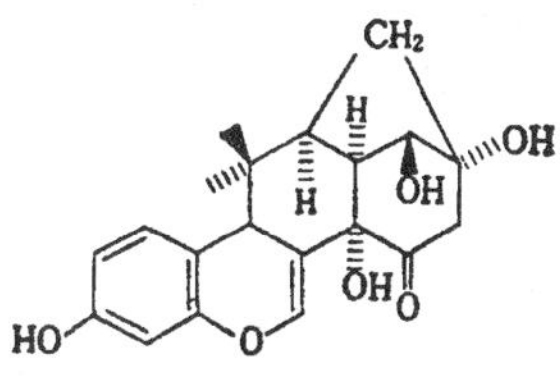

miroestrol

【약리작용】 **Flavonoid** : daidzein은 mouse 적출소장에서 papain양 진경작용을 나타내며, 효과는 papain의 약 1/3이다. 한편, 배당체인 daidzin에서는 이 작용은 인정되지 않는다. Daidzein, genistein, formononetin은 난포호르몬양 작용을 가진다. 그리고 연속투여실험에서, daidzein, formononetin도 대략 genistein과 동등한 활성을 나타내는데 지나지 않는다. isoflavone류의 구조와 천연 estrogen의 구조와의 상관성이 고찰되고 있다. 또한 참고로, "타이葛根 (*Pueraria mirifica*)" 中에는 miroestrol이 함유되어 있어 stilbestrol 등 대표적인 호르몬제와 거의 동등한 활성을 가지고 있다. 원래 이 생약은 현지에서 회춘, 강장제로서 이용되어 왔다.

엑스(Extract): 葛根 수침액 (상온)의 활성탄흡착부를 methanol로 용출하여 methanol액을 농축하고, 석출물을 제거하여 葛根 extract (추출물)를 얻는다. 본 extract는 acetylcholine chloride를 약 0.1% 함유한다. 본 엑스의 약리작용으로서 muscarin양 작용이 현저한데, acetylcholine의 작용과 다른 점이 있으며, 다음의 사실로부터 본 엑스의 주작용은 acetylcholine에 기인하지만 다른 공존성분에 의해 그것이 안정화되는 것이라고 생각된다. 즉, 本 엑스는 마우스적출소장에서 acetylcholine의 1/500-1/1000의 효력을 나타낸다. LD_{50}는 1044mg/kg *i.v.*, 〉2000mg/kg *i.p.*, 〉4000mg/kg *p.o.* 이다. 본 엑스의 수용액은 cholinesterase에 안정하지만, pH의 상승에 따라 분해되기 쉽게 된다. 또, 열에 대해 안정하지만, pH의 상승에 따라 불안정하게 된다. 위산에 의해 영향받지 않으나, 한편 혈구 (true cholinestarase), 혈청 (pseudocholinesterase) 등에 의해 acetylcholine과 유사한 분해를 받는다. 葛根분말 15g/kg *p.o.*를 溫刺法 또는 peptone투여로 발열한 토끼에 주면 4-5시간 계속하여 하열작용을 나타낸다. 葛根수엑스(收得率 45.6%)를 4일 절식한 토끼에 2g/kg *p.o.* 투여하면 혈당을 상승시키고, 간glycogen양도 상승하는 경향을 보여주었다. 이 혈당상승작용은 정상토끼에서 더 강하다.

정상토끼에 있어서 보다더 강하다. 이 밖에 평활근 이완작용, 관상동맥혈관확장작용(혈류량증가 40%, 개의 관상동맥에 직접 주입하면 92%증가), 혈압강하작용(엑스는 고혈압개의혈압을 일정하게 하강, 복강경주사로 쥐의 혈압을 하강), 혈소판응집저해(엑스는 쥐에서 ADP의 혈소판응집을 저해 ID_{50} 0.43mg/ml)작용이 있다.

【임상응용】 發疹, 편두통, 고혈압, 관심병(冠心病), 부정맥, 난청, 타박상, 무좀, 감기 등

【처방】 갈근탕(葛根湯), 계지가갈근탕(桂枝加葛根湯), 시갈해기탕(柴葛解肌湯), 승마갈근탕(升麻葛根湯)

42. 방풍(防風) Ledebouriellae Radix, 빈방풍(浜防風) Glehniae Radix et Rhizoma

【기원】 미나리과 (Umbelliferae)에 속하는 방풍 (防風) *Ledebouriella seseloides* Woll. (= *Siler divaricatum* Benth. et Hook.) (關防風, 東防風), *Liguslicum brachylobum* Franch. (川防風) 및 *Seseli delavayi* Franch., *S. yunnanensis* Franch. (雲防風) 등의 근을 건조한 것이다. 빈방풍 (浜防風)은 미나리과 (Umbelliferae)에 속하는 *Glehnia littoralis* F. Schmidt et Miquel의 근 및 근경을 건조한 것이다.

【효능】 발표산풍(發表散風), 승습지통(勝濕止痛), 해경정축(解痙定搐).

【성분】 당류, 정유, 고미물질 등을 함유하고 있는 것으로 알려졌으나, 자세한 내용은 밝혀지지 않았다.

【약리작용】

해열작용 : 발열성 물질의 투여에 의해 발열한 토끼에 대하여, 防風의 전제는 중등도의 해열작용을 나타낸다. 빈방풍의 alcohol extract는 발열토끼에 대하여 해열작용을 나타내며, 동시에 미약하기는 하지만 진통작용도 나타낸다.

중추억제작용 : 알콜침제를 마우스에 위내투여로 21.18g/kg을, 피하주사로 42.36g/kg 투여할 때, 일정한 진통작용이 있다.

抗실험적 위궤양작용 : 알콜과용으로 인한 위점막손상을 억제하고, 유발시킨 심한 궤양도 억제한다.

抗炎작용과 면역작용 : 쥐의 carragenan에 의한 족부종을 일정하게 억제하고, 마우스의 복강거식세포의 현저한 변화와 면역기관인 비장중량의 변화가 있어 면역력증강작용이 있다.

抗菌작용 : 녹농간균과 포도상구균에 현저한 항균력을 나타낸다. 또 이질간균, 용혈성 연쇄상구균에도 항균력이 있다.

抗眞菌作用 : 수침제 (1:4)는 *in vitro*에서 항진균작용을 나타낸다.

【임상응용】 發汗, 解熱 및 鎭痛藥으로서 배합하며, 感氣, 頭痛, 身體疼痛 등이 있는 경우에 사용한다.

【처방】 계작지모탕(桂芍知母湯), 청상방풍탕(淸上防風湯), 대방풍탕(大防風湯), 방풍통성산(防風通聖散).

43. 독활(獨活) Araliae Cordatae Radix

【기원】 오갈피나무과 (Araliaceae)에 속하는 땃두릅 Aralia cordata의 뿌리를 건조한 것. 중국의 독활과는 식물이 전혀 다르며 일본산(和獨活)과는 동일한 식물이다.

【효능】 거풍제습(祛風除濕), 견비지통(蠲痺止痛), 해표산한(解表散寒).

【성분】 신선한 뿌리에는 정유 0.7% : limonene, sabinene, α-pinene, myrcene, humulene 등이 있다. 한국산에서 (-) kaur-16-en-19-oic acid (diterpene 산)가 분리되었다.

【약리작용】 diterpene산은 항염작용이 있다.

엑스에는 진통작용과 진경작용이 있으며 발한, 이뇨작용도 나타난다.

【임상응용】 관절염, 류마치스, 감기, 두통에 쓰인다.

【처방】 거풍패독산(祛風敗毒散), 십미패독탕(十味敗毒湯), 청상견통탕(淸上蠲痛湯).

44. 방기(防己) Sinomeni Caulis et Rhizoma

【기원】 댕댕이덩굴과 (Menispermaceae)에 속하는 방기 (*Sinomenium acutum* Rehder et Wilson) 및 기타 동속식물의 덩굴성 줄기 및 뿌리줄기이다.

【효능】 거풍지통(祛風止痛), 이수퇴종(利水退腫).

【성분】 Alkaloid의 주성분은 sinomenine이며, 그 외에 disinome-nine, isosinomenine, sinacutine, tuduranine, actumine, actumidine, magnoflorine, michelalbine, stepharine, sabia-nine A 등이다. 그밖에, β-sitos-terol, stigmasterol, (±)-si-ringoresinol 등도 함유한다.

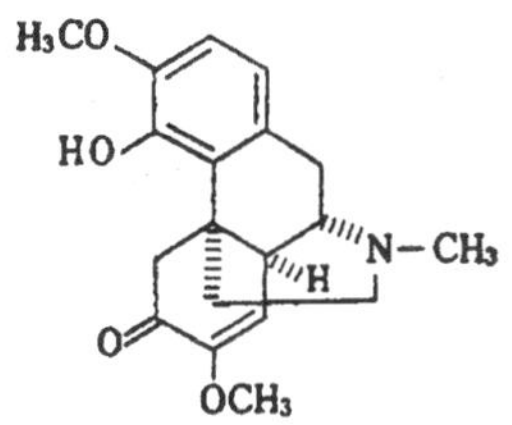

sinomenine

【약리작용】 消炎, 利尿, 鎭痛藥으로서 사용되고 있는데, 치료효과의 대부분은 그 alkaloid인 sinomenine에 의해 설명된다.

항염증 · 항allergy작용 : 防己추출엑스의 작용: 防己를 pH 4.8에서 가열추출한 엑스는 , 7-15일간의 연속피하투여에 의하여 슐츠만현상 및 알사스반응, 모르모트의 히스타민유발 喘息을 억제한다. Formalin의 관절강내주사로 발생한 흰쥐의 실험적 關節炎에 대해서는 약한 억제작용이 있다. 온침수 및 에탄올엑스는 경구투여에 의하여, 흰쥐의 皮膚過敏性抗體를 함유하는 혈청에 의한 PCA반응의 색소루출을 억제한다. 온침수엑스는 또, 모르모트 소장에 있어서 약 20%의 항히스타민작용, 약 40%의 anaphylactic mediator작용을 나타낸다.

Sinomenine의 작용 : 염산sinomenine은 내복 또는 피하주사에 의해, 좌골신경통, 만성요통, 만성관절염, 급성 및 만성 관절류마치스, 근육류마치스 등에 대하여 현저한 효력을 인정할 수 있었다. 실험적으로는 염증의 병태모델로서 이용되는 흰쥐의 육아종에 대한 sinomenine의 작용이 상세하게 연구된 바 있다. Formalin을 침투시킨 여지의 절편을 흰쥐의 피하에 이식하면 수일후에 육아종이 형성되는데, 히스타민을 고갈시키는 대량의 sinomenine을 수술전후에 매일 투여하면, 육아종증량과 그 성분의 증가는 유의하게 억제된다. 또 소량의 sinomenine과 히스타민으로도 육아억제작용을 볼 수 있으므로, sinomenine은 조직비만세포로부터 유리된 히스타민을 거쳐서 섬유芽細胞의 증가를 제어하며, 염증성 육아종의 생성을 억제한다고 생각된다. 흰쥐후지의 足蹠(발바닥)에 人型結核死菌을 adjuvant로서 피내주사했을 때에 생기는 後肢의 종창은 관절염의 병태모델로서 이용된다. Sinomenine을 연일 복강내에 투여하면서 足蹠의 용적변화를 측정하면, 주사측의 足蹠에 보이는 1차염증의 종창 (5-6일째에 peak)은 sinomenine으로 억제되지 않는데, 10일째 이후에 주사측 및 비주사측의 다리에 생기는 2차염증의 종창은 모두 유의하게 억제된다. Adjuvant 관절염은 지연형allergy가 관여한다고 생각되고 있는데, sinomenine의 억제작용은 육아종에 대해서 동일하게 히스타민의 유리를 거친다고 생각된다. 또한, 난백에 의한 흰쥐후지의 부종은 sinomenine으로 억제되는데, caragenin 부종은 억제되지 않는다. 대량의 sinomenin을 전투여하면, 개에서는 anaphylactic shock가 방어되지만, 모르모트의 anaphy- lactic shock사는 억제되지 않는다. 이와 같이, 급성염증과 즉시형 allergy에 대한 sinomenine의 효과는 반응의 종류에 따라 다르게 나타난다.

히스타민 유리작용 : 防已의 온침수엑스 (10^{-4}g/ml)는 감작모르모트의 폐절편으로부터 항원항체반응에 의해 유리되는 anaphylactic mediator (주로 히스타민)의 유리량을 대조군의 60% 이하로 억제한다. 작용의 본체는 아직 명확하지 않다. Sinomenine을 정맥주사하면, 개의 혈액과 흉관임파중에 다량의 히스타민과 헤파린이 유리된다는 것이 발견되었다. Sinomenine에 의한 히스타민의 유리량은 조직에 따라 다르며, 히스타민 함량이 많은 안면, 乳輪, 항문주위의 피부에서는 유리되는 양이 많다. 그들 부위에서는 히스타민의 소장과 평행하여 비만세포의 과립방출, 붕괴, 세포의 소실과 재출현 등을 볼 수 있는데, 히스타민은 비만세포로부터 유리되는 것이라고 생각된다.

진통작용 : 마우스 피하에 sinomenine 50-200mg/kg을 1일1회 투여하면, 진통효과가 인정되며, 약1주간에서 최대에 도달한다. 효과는 주사기간 뿐만 아니라 투여중지 후에도 1주간이상 히스타민의 반복투여에도 동일한 진통효과가 인정된다. 이러한 진통효과의 발현에는 지각신경종말부의 히스타민 수용체가 중요한 역할을 하고 있다고 한다.

순환기에 대한 작용 : 防已의 추출액을 토끼에 연속해서 근육내주사하여도 혈압에 영향을 주지 않지만, 개와 고양이에게 sinomenine을 정맥내주사하면 현저한 혈압강하가 나타난다. 동시에 문맥

혈압상승, 흉관임파류의 증가를 수반한다. 또, 혈장과 임파의 응고성이 감소한다. 개에서는 대량의 sinomenine 투여에 의해 shock를 일으키는 수가 있다. 대량의 sinomenine 투여에 의해 혈압강하가 일어난 후에, sinomenine을 연속투여하면 2회째 이후의 반응은 현저히 약해지며, 소위 tachyphylaxis 현상이 나타난다. 이들 작용은 전기한 바와 같이, sinomenine에 의해 히스타민과 헤파린이 유리되는 것에 의한다고 생각된다. 적출 및 관류심장은 sinomenine의 저농도에서 흥분, 고농도에서 억제된다. 관류혈관은 저농도에서 확장, 고농도에서 수축한다.

기타 작용 : 고양이와 토끼에 sinomenine을 정맥내 주사하면, 자궁의 율동성 수축이 높아지며, 대량에서는 자궁경련이 일어난다. 개에서는, sinomenine의 피하주사에 의해 위산분비가 증가된다. 한방에 있어서의 적용 중의 하나인 이뇨작용에 대해서는 아직 실험적으로는 확인되지 않았다.

중독증상 : 동물에 대량의 sinomenine을 투여하면, 진정에 이어서 반사항진, 유연과 구토, 강직성 경련의 발작을 일으키며, 호흡은 정지된다. Sinomenine을 소량에서 시작하여 양을 증가하면서 연속투여하면, 대량투여에도 견딜 수 있게 된다. 이러한 사실은 sinomenine의 거의 모든 작용이 전기한 바와 같이 히스타민의 유리를 거치기 때문이라고 설명할 수 있다.

【임상응용】 한방에서는 부종·관절수종·복수에 대한 이뇨, 관절통·류마치스에 대한 소염진통약으로서 사용된다. Sinomenine 주사액의 근육내 주사에서도 진통소염효과가 있다. 타박·염좌에 의한 내출혈, 종창에 내복 또는 외용한다.

【처방】 소경활혈탕(疎經活血湯), 방기황기탕(防己黃耆湯), 목방기탕(木防己湯).

45. 괄루실(栝蔞實) Trichosanthis Fructus

【기원】 박과 (Cucurbitaceae)에 속하는 하늘타리 (*Trichosanthes kirilowii*)와 동속 근연식물의 성숙한 과실을 건조한 것. 현재 중국에서도 栝蔞皮와 栝蔞仁의 구별이 있으며, 용도도 다르며 일본에서는 통상 栝蔞仁을 사용한다.

【효능】 청열척담(淸熱滌痰), 관흉산결(寬胸散結).

【성분】 당, saponin, 유기산과 그 염, 고무질, 수지, 지방유, 색소 등을 함유한다고 되어 있다. 지방유의 함량은 약 26%, 그 중, 포화지방산 30%, 불포화지방산 66.5%로, 불포화지방산은 trichosantic acid가 주성분이다.

【약리작용】

抗菌作用 : 시험관내에서 대장균, 티푸스균, 적리균 D군 피부진균 등에 대해 억제작용이 있다.

항암작용 : 동물실험에서, 육종과 복수암세포에 대한 억제작용이 인정된다. 또 괄루피가 괄루인 보

다 약간 작용이 강하다고 한다.

기타작용 : 天花(瓜)粉 (栝蔞根)은 토끼에 있어서, 지속성인 혈당상승작용을 나타낸 보고가 있다.

【임상응용】 흉통을 수반하는 해수, 多痰, 痰을 쉽게 배출할 수 없는 증상, 구갈을 수반하는 변비, 소염 등에 사용한다.

【처방】 과루해백반하탕(瓜蔞薤白半夏湯), 과루지실탕(瓜蔞枳實湯), 소함흉탕(小陷胸湯).

46. 현호색(玄胡索) Corydalidis Tuber

【기원】 양귀비과(Papaveraceae)에 속하는 현호색 (*Corydalis ternata* Nakai) 또는 그 밖의 동속식물의 덩이뿌리를 건조한 것이다.

【효능】 활혈거어(活血祛瘀), 행기지통(行氣止痛).

【성분】 한국산은, alkaloid로서 berberine, canadine, tetrahydrocoptisine, coptisine, tetrahydrocolu-mbamine, glaucine, protopine, reticuline 등을 함유한다. 중국산에는 alkaloid로서 corydaline, proto-pine, bulbocapnine, coptisine, (-)-tetrahydropalmatine, (-)-tetrahydrocolumbamine, (-)-tetrahydro-coptisine, (+)-corybulbine, β-homochelidonine, corydalmine 등을 함유한다.

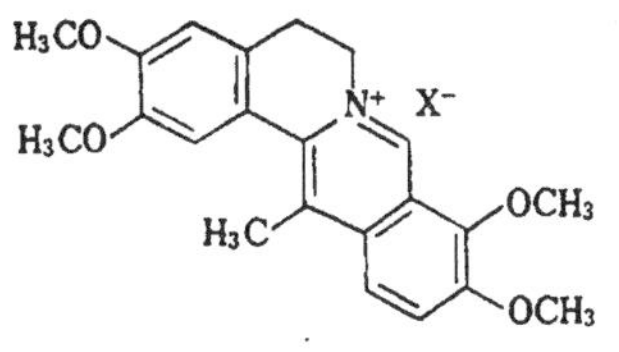

dehydrocorydaline

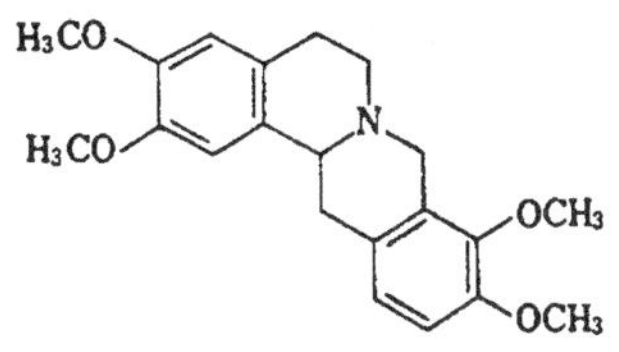

tetrahydropalmatine

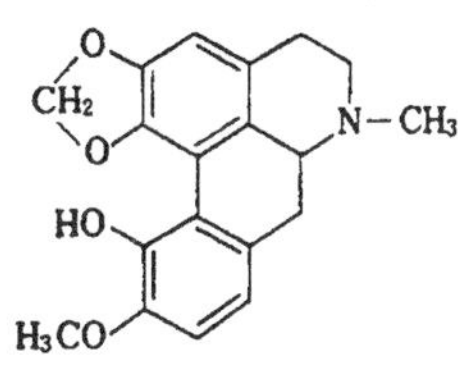

bulbocapnine

【약리작용】 진통 및 진정작용 : 玄胡索은 옛부터 진통약으로 사용되어 왔다고 하며, alkaloid의 하나인 *l*-tetrahydropalmatine (THP)에서 상당히 강한 진통작용이 인정되었다. 진통의 정도는 모르핀보다 약하지만, 연용하여도 모르핀과 같이 내성을 일으키지는 않는다. THP의 작용점은 아직 명확히 밝혀지지 않았지만, 억제작용은 중추신경 전체에 미치는 것으로 추측된다. THP는 마우스에 있어서 hexobarbital의 수면시간을 현저히 연장하며, 마우스의 자발운동을 억제하면 공히 amphetamine에 의한 운동흥분에 길항한다. 또 고양이의 조건회피반응은 억제되고, 원숭이의 공격행동도 진정시킨다. 토끼의 대뇌는 대뇌피질, 특히 감각운동령에 같은 고전압서파가 보이며, 각종 자극에 대한 각성반응은 억제되었다. 중추억제작용의 정도는 chlorpromazine 보다 약하

다고 할 수 있다. 또 다른 하나의 alkaloid인 bulbocapnine은 고양이에 충분량을 피하투여하면 catalepsy를 일으킨다. 또한 경도의 진정과 혼수가 인정되는데, 특히 토끼와 모르모트에서는 현저하다. 용량이 많아지면, 간대성과 함께 강직성경련을 일으켜 사망하는 수가 있다. bilbocapnine은 대뇌기저핵·선조체내 직접주입으로도 catalepsy를 일으킨다. 전신성 투여에 의하여 생긴 catalepsy는 apomorphine과 ℓ-dopa에 의해 길항되므로, dopamine수용체 차단작용에 기인하는 것이라고 생각된다.

소화기계에 대한 작용 : 1) 진경작용: 현호색 엑스와 그 alkaloid들 중 다수는 마우스와 모르모트의 적출소장에 대해서 papaverine양의 진경작용을 나타낸다. 추출물은 모르모트의 적출기관에 대해서도 papaverine양의 이완작용을 나타낸다. 2) 위산분비 억제작용: Alkaloid인 dehydrocorydaline (DHC)는 흰쥐에 있어서 현저한 위산분비 억제작용을 나타낸다. DHC에는 부교감신경차단작용은 없고, reserpine의 전처리와 부신절제에 의해 억제작용이 감약되는 것으로 보아, 그 작용에 내인성 catecholamine의 관여가 시사되고 있다. 병아리와 적출두꺼비 위점막표본에서는 분비억제 전에 내인성 histamine의 유리를 거쳐 발생한다고 생각되는 일과성의 분비촉진작용이 나타난다. 3) 항궤양작용: DHC를 처음으로 하는 현호색 alkaloid류는 마우스와 흰쥐의 실험위궤양을 현저히 억제한다. 항궤양작용의 기전으로서, 위산분비억제, catecholamine과 관련된 작용, 위점막저항성의 증가 등이 관여한다고 생각된다.

혈압에 대한 작용 : DHC는 개와 고양이의 혈압을 일과성으로 강하시키는데, acetylcholine, adrenaline 및 nicotine의 혈압작용에는 영향을 주지 않는다.

【임상응용】 淨血, 이뇨, 진경, 진통제로서, 두통, 복통, 월경통에 1일 수g을 전제로 하여 사용한다.

【처방】 안중산(安中散), 절충음(折衝飮).

47. 백지(白芷) Angelicae Dahuricae Radix

【기원】 미나리과(Umbelliferae)에 속하는 구릿대(*Angelica dahurica* Benth. et Hook.) 또는 그 변종의 뿌리를 건조한 것.

【효능】 해표산풍(解表散風), 통규지통(通竅止痛), 조습지대(燥濕止帶), 소종배농(消腫排膿).

【성분】 coumarin : byak-angelicol과 imperatorin, oxypeucedanin 그밖에 byak-angelicin, isoimperatorin, phellopterin, angelic acid, angelicotoxin, xanthotoxin, marmesin, scopoletin, isobyak-angelicol 등을 함유한다.

【약리작용】 **일반약리작용** : Ether 엑스로부터 정제한 수지양물질 (1919년 당시, angellyl toxin

이라고 불리웠다.)은, 동물에 있어서, 소량에서는 혈관운동중추, 호흡 및 미주신경, 심장억제중추 및 척수를 흥분시켜, 혈압상승, 맥박완서, 호흡운동 및 반사기능 흥분을 일으킨다. 또, 유연과 구토를 일으켰다. 대량에서는 강직성 간대성경련을 일으킨 후에 마비를 일으켰다고 한다. 그 밖에 해열, 항염, 진통작용이 있으며, 관상동맥을 확장시켜 혈액순환을 증가시킨다. 또 광감작작용이 있어 8-methoxypsoralen을 투여하고 광을 조사하면 피부병(건선 등)을 치료할 수 있다.

항allergy작용 : 감작 모르모트의 폐절편에 있어서의 항원항체반응에 대해, 백지 수추출물은 방기 등과 달리, 유의한 작용을 나타내지 않는다.

항균작용 : 시험관내에 있어서, E. coli, 적리균, 티푸스균, Gram양성균, 인형결핵균 등에 대하여, 억제작용을 가진다.

【임상응용】 진정, 진통제로서, 치통, 두통, 신경통, 류마치스, 관절염 등에 사용한다. 그밖에 외용으로 유선염 상처 감염에 쓰인다.

【처방】 곽향정기산(藿香正氣散), 형개연교탕(荊芥連翹湯), 소경활혈탕(疎經活血湯), 내탁산(內托散).

48. 만형자(蔓荊子) Viticis Fructus

【기원】 마편초과(Verbenaceae)에 속하는 순비기나무 (*Vitex rotundifolia* L.) 및 성숙과실을 건조한 것

【효능】 소산풍열(疏散風熱), 청리두목(淸利頭目).

【성분】 정유의 주성분은 camphene, pinene 등이며, flavone 유도체로서 vitexicarpin (= casticin, 5,3′-dihydroxy-3,6,7,4′-tetramethoxyflavone) 등 그 밖에 지방유, vitamin A 양 물질을 함유한다. 과실중에는 vitricin을 0.01% 함유한다.

【약리작용】 진정, 진통작용이 있는 것으로 알려져 있는데 최근의 실험약리학적 연구보고는 없다..

【임상응용】 진정, 진통, 소염의 목적으로, 감기, 열성두통(풍열두통), 만성중이염, 이명, 난청, 耳漏, 시력장해, 신경통 등에 사용한다.

【처방】 청상견통탕(淸上蠲痛湯), 세간명목탕(洗肝明目湯), 만형자산(蔓荊子散).

49. 위령선(威靈仙) Clematidis Radix

【기원】 미나리아재비과(Ranunculaceae)에 속하는 으아리 (*Clematis mandshurica* Rupr.) 및 기타 동속식물의 뿌리 및 뿌리줄기를 건조한 것.

【효능】 거풍제습(祛風除濕), 통락지통(通絡止痛), 소제골경(消除骨經).

【성분】 *Clematis mandshurica* Rupr.: Saponin을 含有하며, clematoside A, A′, B, C 등으로 되어 있다.

【약리작용】 **일반약리작용** : *Clematis angustifolia* Jacq.의 전제는 마우스의 적출소장을 연축시킨다. 마비된 개에 있어서는 혈압을 강하시킨다. 제제는 두꺼비의 적출심장을 억제후에 흥분시킨다. 또, 마우스, 흰쥐, 모르모트에 있어서, pituitrin양의 항이뇨작용을 나타낸다. 해열, 진통, 뇨산을 녹이는 작용이 있으며 동물실험에서 마취작용이 있고, 항히스타민작용도 있다.

抗菌作用 : 수침제(1:3)는 진균에 대하여 억제적으로 작용한다.

【임상응용】 사지의 관절통과 저림, 관절의 운동장해를 수반하는 만성관절 reumatism에 사용한다. 물고기의 작은 뼈가 인후부와 식도상부에 박혀 있을 경우, 뼈를 빼내기 위하여 거골탕으로서 천천히 마셔 내린다. 뇨산증, 중풍, 적취, 급성 황달형 간염을 치료하며 이뇨와 통경에 쓰인다.

【처방】 사상자탕(蛇床子湯), 소경활혈탕(疎經活血湯)

50. 접골목(接骨木) Sambuci Lignum

【기원】 인동과(Caprifoliaceae)에 속하는 딱총나무 *Sambucus williamsii* Hancf. 등의 줄기를 건조한 것.

【효능】 행혈지혈(行血止血), 활혈산어(活血散瘀).

【성분】 triterpenoid인 α-amyrin, oleanolic acid, ursolic acid, steroid인 β-sitosterol, campesterol, stigmasterol등을 함유한다. 잎에는 flavonoid인 kaempferol, kaempferol-3-*O*-glucogalactoside, quercetin 등을 함유한다.

【약리작용】 전액의 경구투여에서는 생리식염수를 준 흰쥐에 있어서 이뇨작용은 나타나지는 않았으나, 수추출물과 알코올추출물을 피하주사한 마우스는 현저한 요량의 증가를 가져왔다. 전제를 마우스 위내에 20g/kg를 투여하면 진정작용이 있고, sulpyrin보다 우수하다.

【임상응용】 타박, 염좌에 의한 내출혈, 종창, 류머티즘에 의한 근골동통; 요통, 수종, 풍양(風痒)

담마진,에 내복 또는 외용한다. 또 산후빈혈에도 쓰인다.

【처방】 활혈지혈탕(活血止血湯)

51. 두충(杜仲) Eucommiae Radix

【기원】 두충나무과(Eucommiaceae)에 속하는 두충(*Eucommiae ulmoides* Oliv.)의 수피를 건조한 것.

【효능】 보익간신(補益肝腎), 강근건골(强筋健骨), 고경안태(固經安胎).

【성분】 수피에는 gutta-percha 10%, (근피에는 10-12%)를 함유하는 외에, 알칼로이드, 당류(ketose, aldose), chlorogenic acid, 유기산, 수지, pectin, vitamin C 등이 존재한다.

【약리작용】 杜仲의 수추출물은 개구리, 마우스 및 토끼에 대하여 현저한 독성은 나타내지 않는다. 杜仲의 수추출물에는 1) 토끼의 혈담은 강하하고, 2) Straub法에 의한 개구리 심장 수축력은 억제하며, 3)개구리의 후지혈관, 마우스의 이개혈관은 확장 하고, 4) 개구리 적출안구에 있어서는 縮瞳이 일어난다. 이 作用은은 모두 atropine의 前處理에 의해 길항된다. 5) 토끼의 적출소장은 저농도의 수추출물에 의해 장력의 증대를 일으키는데, 고농도에서서는 逆으로 弛緩한다. 6) 토끼의 적출자궁도 張力의 증대를 일으킨다. 7) 부교감신경흥분 작용을 나타낸다. 면역계의 영향에서서는 두충전제 12g/kg을 마우스에 위내투여하면 거식세포, 탐식세포의 효능이 현저히 영향을 받아 활동이 증가한다. 항염작용에서는 흰쥐에 알콜엑스 10g/kg을 위내투여하면 족부종을 억제한다. 마우스에 전제 15g/kg의 위내투여로 자발운동이 현저히 감소하고 수면연장반응이 나타난다. 또 초산 writhing반응을 억제하고 열판법에서도 진통효과를 얻었다. 이러한 진정, 진통효과 외에도 항자극작용, 이뇨작용, 항노화작용, 동공축소작용, 근육수축작용, 항균작용등을 나타낸다.

【임상응용】 强壯, 强精, 鎭痛藥으로서, 四肢의 冷과 피로를 수반하는 요통, 외상성의 요통, 월경기의 요통에 사용한다. 유산방지의 목적으로 임신시 하복부통에 사용하는 경우가 있다. 또한, 풍습성관절염, 좌골신경통 고혈압증에 배합하여 사용된다.

【처방】 위증방(痿証方), 가미사물탕(加味四物湯), 대방풍탕(大防風湯).

52. 모과(木瓜) Chenomelis Fructus

【기원】 장미과(Rosaceae)에 속하는 모과 *Chaenomielis lagenaria* Koidz (=*Cydonia lagenaria* Lois)의 성숙과실을 가로 혹은 세로로 잘라서 건조한 것.

【효능】 서근활락(舒筋闊落), 화습화위(化濕和胃).

【성분】 Saponin, malic acid, tartaric acid, citric acid, vitamin C, flavonoid, tannin 등의 존재가 알려져 있으며, 종자 중에는 hydrocyanic acid를 함유한다.

【약리작용】 진통, 항진경작용이 있다고 알려졌으나, 실험약리학적 근거는 명확하지 않다.

【임상응용】 격렬한 구토와 하리에 수반하는 하퇴비복근경련, 하지의 근무력, 요슬의 운동마비, 관절통 등에 대하여, 언제나 타약과 배합하여 사용한다.

【처방】 계명산가복령(鷄鳴散加茯苓), 도수복령탕(導水茯苓湯).

53. 고본(藁本) Angelicae Tenuissimae Radix

【기원】 산형과(Umbelliferae)에 속하는 고본 *Angelica tenuissima* Nakai (=*Ligusticum tenuissimum* Kitagawa)의 뿌리를 건조한 것.

【효능】 거풍산한(祛風散寒), 승습지통(勝濕止痛).

【성분】 *Ligusticum sinensis* Oliv. 고본: 정유중에 3-butylphthalide, cnidilide, methyleugenol 등을 함유한다. *Osmorhiza aristata* Makino et Yabe: 정유중에 nothosmyrnol, anethole, 1-allyl-2,4-dimethoxybenzene, *O*-methyl chavicol, anisaldehyde, 2,4-dimethoxybenzaldehyde, osmorhizole, estragole, isoosmorhizole 등을 함유한다.

【약리작용】 정유는 중추신경에 작용하여, 대뇌, 척수, 연수 순으로 마비시킨다.

동물에 대량을 투여하면, 수의운동과 반사운동은 소실되고, 혈관확장에 의한 혈압강하를 나타내며, 최후에 호흡이 정지되어 사망에 이른다. 개구리와 마우스에 있어서는 용량에 따라 혈관확장을 나타냄없이 Strychnine경련을 억제한다. 고본은 진통작용을 가진다고 한다. 또, in vitro에서는 피부진균에 대해 항진균작용을 나타낸다.

【임상응용】 진통, 진경약으로서 感冒頭痛, 산후혈허 두통, 비염과 부비강염에 의한 두통, 복통, 골통 등에 사용한다.

【처방】 황련소독음(黃連消毒飮), 보간산(補肝散).

第三章

出血性 疾患의 藥物

3

出血性 疾患의 藥物

육혈(衄血), 토혈(吐血), 객혈(喀血), 혈담(血痰), 혈뇨(血尿), 혈변(血便), 자궁출혈(子宮出血), 피하출혈(皮下出血), 외상(外傷)에 의한 出血, 치은(齒齦) 出血 등을 主症狀으로 하는 疾患에 많이 使用되는 藥物을 다룬다.

54. 치자(梔子) Gardeniae Fructus

【기원】 꼭두서니과(Rubiaceae)에 속하는 *Gardenia jasminoides* Ellis (= *G. florida* L.) 및 동속근연식물의 과실을 건조한 것. *Gardenia jasminoides*에는 많은 품변종이 있으며, 과실의 색과 형태에 따라 山梔子, 紅梔子, 黃梔子, 水梔子 등으로 불리운다.

【효능】 사화제번(瀉火除煩), 청열이습(淸熱利濕), 양혈해독(凉血解毒).

【성분】 Iridoid 배당체인 geniposide (주성분), genipin, gentiobioside, gardenoside, shanzhiside 등과, 황색색소인 crocin (crocetin digentiobiose ester)를 함유하는 그밖에, 지방유 (종자에 14-18%), flavonoid인 gardenin, β-sitosterol, mannitol, nonacosane, tannin, pectin 등을 함유한다. Geniposide의 aglycone인 genipin은 본 생약에는 함유되어 있지 않으나, 남미산 *Genipa americana* L. 의 과실에 함유되어 있다.

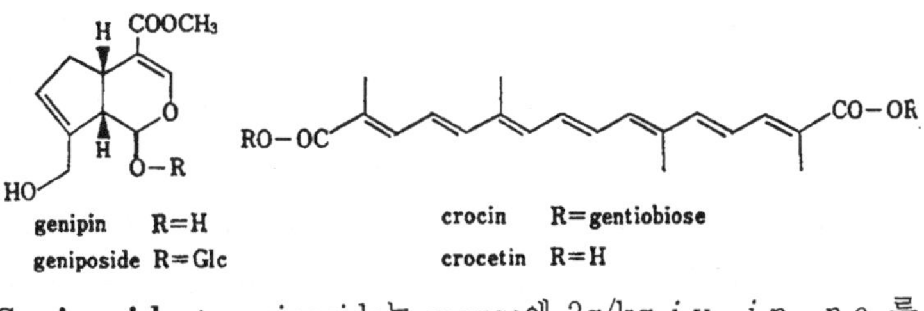

【약리작용】 **Geniposide** : geniposide는 mouse에 3g/kg *i.v.*, *i.p.*, *p.o.*,를 투여하여도 사망하지 않는다. 대량투여로 요색이 청색으로 된다. Mouse 초산writhing법으로 500mg/kg *s.c.*

는 억제를 나타낸다. Mouse에 300mg/kg *p.o.* 을 투여하면 3-5 hr에서 하리를 일으키는데, 본 용량의 *i.p.*, *i.v.* 투여에서는 그 작용은 나타나지 않는다. 600mg/kg *p.o.* 는 mouse 장내용물 수송시험에 있어서, 대장에서의 수송을 항진한다. Geniposide의 경구투여후, 위장관내 전체 특히 맹장과 결장에서 genipin이 검출된다.

Geniposide를 직접 맹장내에 주입함으로써 나타나는 하리는 genipin을 똑같이 주입했을 때에 나타나는 것보다 지체된다. 한편, 장내에서 가수분해에 저항성이 있는 geniposide 2′,3′-dimethylether는 하리작용을 나타내지 않는다. Genipin의 경구투여는 극히 약한 하리작용밖에 나타내지 않는다. 이상의 사실로부터, geniposide의 하리작용은 소화관내에서 가수분해를 받아 생긴 genipin이 대장에 작용하기 때문이라고 생각된다. 또 geniposide는 적출마우스소장, 맹장, 결장에 대해서는 영향을 주지 않는다 ($1x10^{-3}$g/ml). 덧붙여서, 천연의 iridoid 배당체 10수종은 효과의 차이는 있으나 모두 하리작용을 나타낸다.

Genipin : 함유성분은 아니지만, 복용에 의해 체내에서 생성되므로 함유성분에 준한다고 생각된다. Genipin은 60mg/kg *s.c.*에서 mouse 초산writhing을 억제한다. Mouse 또는 모르모트 적출소장에 있어서, 항acetylcholine작용, 항pilocarpine작용, 항histamine작용, 항serotonin 작용을 나타내며, 앞의 두가지 작용의 용량반응곡선은 소량에서는 평행이동하였다. 흰쥐 위저표본에 있어서는 항acetylcholine작용, 항histamine작용, 항serotonin작용을 나타내는데, 특이적 작용이라고는 말하기 곤난하다. 흰쥐 생체위자발위운동과 pilocarpine에 의해 항진한 위운동을 25 mg/kg *i.v.* 에서 약간 억제한다. Genipin 25-100mg/kg *i.d.* 는 유문결찰 흰쥐에서 위액분비량억제, 위액총산도감소, 위액pH치 상승 등을 나타낸다. 흰쥐에서의 Ghosh-Schild 위관류법에 있어서는, genipin은 carbachol에 의한 위산분비항진을 억제하였는데, histamine, tetragastrin에 의한 위산분비항진은 억제하지 않았다. 이로써, genipin의 위액분비 억제작용에는 항choline 작용이 관여한다고 생각된다. Genipin은 흰쥐에 있어서 25-50mg/kg *p.o.*, *i.d.*, *i.v.* 5-10 mg/kg(문맥내)의 투여로 속효성의 담즙분비작용을 나타내며, 표준약인 sodium dehydrocholate의 작용을 능가할 정도이다. Genipin을 *i.d.* 투여하면, 본 물질은 속히 문맥혈중에 출현하고, 또 담즙중에는 genipin glucuronide와 genipin이 출현한다. 이 출현과 지속의 패턴은 genipin의 담즙분비 항진작용의 패턴과 비교적 일치한다. 이 genipin의 작용은 본물질이 간세포로부터 모세담관으로의 담즙산비의존성분획 (주로 Na^+)의 분비를 항진시켜, 모세담관벽을 막아 삼투압구배를 만드는 것에 기인한다고 생각된다. 즉, 다음과 같은 결과가 얻어졌다. 담즙분비량과 그의 고형분량은 증가하지만, 담즙산농도, cholesterol농도, 인지질농도는 감소한다. 담즙유량이 증가하여도 C^{14}-erythritol의 담즙/혈장농도 비는 거의 불변이다. Erythritol clearance와 담즙유량과의 관계에 있어서, genipin군에서 얻어진 회귀직선의 기울기는 대조군의 그것과 유의차는 없으며, y 축과의 교점도 대조군과 거의 차이는 없었다. 담즙유량증가시의 담즙중 전해질 (Na^+, K^+, Cl^-,

HCO_3^-) 농도는 대조군의 그것과 차이는 없다. 담즙유량과 담즙중담즙산배설량과의 관계에서, genipin군에서 얻어진 회귀직선과 대조군의 그것과는 평행관계를 나타내며, 전자가 상방에 있다. 급성독성시험에서는, *i.v.*, *i.p.*, *p.o.* 모두 마우스는 억제상태로 되며, 사망은 지효성으로 24-72 hr의 범위에서 인정된다. LD_{50}치는 153mg/kg *i.v.*, 190mg/kg *i.p.*, 237mg/kg *p.o.*로서, 각각 큰 차이는 없다. Genipin의 5 및 50mg/kg의 단위경구투여는, 혈청 GOT, GPT, ALP에 현저한 변화는 주지 않으며, 간, 신의 조직에 대해서도 변화를 주지 않는다. 또 동량의 1일1회 투여 (일요일은 제외)로, 1, 3, 5주간에 걸친 아급성독성시험에서, 체중증가, 일반혈액학적 소견, 일반생화학적 소견, 장기중량, 병리조직학적 소견 등에 있어서, 특히 독성이라고 생각되는 변화는 인정되지 않았다. 또 고용량연속투여군에서 전위, 간, 신, 비에 청색으로 착색되는 것을 볼 수 있었다.

Crocin과 crocetin : 생약으로부터 추출된 색소에 대한 약리시험은 다음과 같다. 마우스의 추정 LD_{50}는 crocin 10g/kg *s.c.* 전후, crocetin(Na염) 2g/kg *s.c.* 전후이다. 토끼담즙분비를 crocin 100mg/kg *i.v.*, crocetin(Na염) 10mg/kg *i.v.*는 항진하였다. 총담관결찰을 실시한 토끼에 있어서, 이들 약물은 혈중 bilirubin을 6hr째에서는 약간 상승시켰는데, 24-48hr에서는 현저히 억제하였으며, 슬와임파액의 bilirubin치를 6-48hr에서 강하시켰다. 토끼를 cholesterol 함유사료로 사육하여, crocetin 30mg/ml을 3ml씩 이틀반마다 계속 근육주사하면 혈청cholesterol 치는 3개월전후까지는 대조군보다 약간 높지만, 5-6개월후에는 그 50%정도로 밖에 상승하지 않는다. 또 혈청triglyceride도 상승은 억제된다. 혈관의 장해도 적고 대동맥의 평균두께는 대조군의 약 60%였다.

추출물(extract) : 수추출물은 독성이 약하고 (5g/kg i.p.에서 마우스는 사망하지 않는다.), 대량에서 하리를 일으킨다. Methanol 추출물의 하리작용에는, 그 활성의 50% 이상은 geniposide가 관여하고 있다. 수추출물(38% 수득율)과 알코올추출물(32% 수득율)은 토끼에 있어서 1-2g (생약)/kg *i.v.* 투여로 담즙분비를 항진시킨다. 또, 알코올추출물은 동량에서, 총담관결찰 토끼에 있어서의 혈중으로의 bilirubin 출현을 초기에는 상승시키지만, 24-48시간에서는 억제하며, 또 슬와임파액으로의 bilirubin 출현도 억제하였다.

【임상응용】 心煩, 充血, 出血, 黃疸.

【처방】 인진호탕(茵蔯蒿湯), 황련해독탕(黃連解毒湯), 치자고탕(梔子鼓湯).

55. 아교(阿膠) Asini Gelatinum

【기원】 말과(Equidae)에 속하는 말 *Equus aninus* L. 및 *Equus caballus* X E. *aninus*, 그 외에 소과(Bovidae)에 속하는 소(*Bos taurus* L. var. *domesticus* Gmelin) 등의 피부를 물에 삶아서 만든 膠를 정품으로 한다. 그 외에 녹각과 녹용으로부터 만든 「鹿角膠」, 「鹿茸膠」 등이 있으며, 상품에 속한다.

【효능】 보혈지혈(補血止血), 자음윤폐(滋陰潤肺).

【성분】 膠質, glutin, chondrin 등과 그의 부분가수분해산물인 다종의 amino acid, lysine (10%), arginine (7%), histidine (2%), cystine 등을 함유하는데, tryptophan은 적다. 그 밖에 회분 0.75-1.09% 함유한다.

【약리작용】 혈액응고를 촉진하는 작용이 보고되었다.

조혈(造血)기능 : 아교가 철분제제보다 더 강한 조혈효과를 나타냈다. (개의 사혈을 통해 hemoglobin의 평균 일일증가율이 대조군 : 아교투여군 = 0.29 : 0.48g%, 적혈구수는 90,200 : 232,000/mm^3 이다.)

antishock 작용 : 마취한 고양이의 대퇴부에서 계속 사혈을 하면 심한 출혈 shock를 일으킨다. 이때 5% 아교액 20ml/kg을 정맥주사하면 혈압이 정상적으로 회복된다. (그러나 5%액 8ml/kg을 정맥주사하면 저혈압이 반전되고 오히려 그 작용이 지속적이다.)

근육축증에 대한 효과 : 어린 ginea pig에게 저단백 사료를 주면 점진적근위측증 (progressive muscular dystrophy) 이 발생하는데 사료에 아교를 혼합하여 먹이면 6-10주후에 회복된다. 이것은 병태학적 소견에서도 근육세포와 근육 섬유의 퇴화가 아교로 치료한 후 정상상태로 재생되는 것이 뚜렷하다. 그리고 저단백색과 아교를 함께 주면 점진적근위축증을 예발할 수 있다.(일부 연구자들은 V.E. 와 관련이 있다고 믿는다.)

Ca 대사에의 영향 : 아교 일정량(30g/kg)을 동물사료에 첨가하면 대조군 보다 Ca흡수가 증가한다. 이것을 Ca흡수를 촉진하는 glycine이 아교에 함유되어 있기 때문이다. 사람이 아교를 섭취하면 혈중 Ca량이 서서히 증가한다.

항천식작용 : 정유 0.5ml를 위내투여, 복강내주사, 근육주사, 분무 등, 외 어떤 방법으로나 투여해도 현저한 항천식작용이 나타난다.

진해작용 : 정유 0.25-0.5ml의 위내투여 및 복강내주사로 현저한 진해작용이 나타난다.

거담작용 : 정유의 위내투여, 피하 및 복강내주사로 토끼와 마우스에서 거담작용이 나타났는데 미주신경절단에 의해 바뀐다. 그러므로 이 생약은 기관지에 직접 작용하므로써 분비를 자극하는 것으로 생각된다. 그러나 정유의 분무방법은 효과가 없는 것으로 나타났다.

항allergy작용 : 계란 흰자에 의해 일어나는 과민 shock에 대해 0.5ml/kg의 정유용량으로 위내투여 했을 때 현저한 보호작용이 이루어진다. 분무방법으로는 효과가 없으며, 이 정유는 histamine 유리를 억제한다.

심혈관계작용 : 두꺼비와 토끼의 심장운동을 억제하며 isopreterenol의 강심작용에 길항한다. 이밖에 중추신경계에 작용하여 진정효과를 나타내고 훈증법에 의한 항균작용이 강하다.

【임상응용】 혈소판 감소성 자반증, 재생불량성 빈혈, 백혈구 감소증

【처방】 온경탕(溫經湯), 황련아교탕(黃連阿膠湯), 궁귀교애탕(芎歸膠艾湯), 저령탕(豬苓湯).

56. 애엽(艾葉) Artemisiae Asiaticae Herba

【기원】 국화과(Compositae)에 속하는 약쑥(*Artemisia asiatica* Nakai)의 잎이 붙은 줄기. 중국산은 *A. argyi* Levl. et Vant., 그 외에 *A. princeps* Pamp. (=*A. vulgaris* L. var. *indica* Maxim.), *A. lavandulafolia* DC. 등의 전초 또는 잎을 건조한 것. 일본산은 *A. princeps* Pamp. 또는 *A. montana* (Nakai) Pamp. (=*A. vulgaris* L. var. *vulgatissima* Bess.)의 잎을 건조한 것.

【효능】 온경지혈(溫經止血), 산한지통(散寒止痛), 거풍제습(祛風除濕).

【성분】 정유성분으로서 cineol, α-thujone, 지방산으로서 capric acid, palmitic acid, stearic acid, 蠟質로서 hentriacontane, tricosanol-(12), arachinic acid, 비타민류로서 vitamin A, B_1, B_2, C, D, adenine 등 외에, amylase, invertase, catalase, peroxidase 등 제효소를 함유한다.

【약리작용】 **1. 항천식작용** : 0.5ml 용량의 경구 투여 및 분무 복강내, 근육주사로 현저한 항천식 작용이 중생되었다.

2. 항진해 작용 : 0.25~0.5 ml/kg . 경구투여 및 복강내 투여로 진해작용이 뚜렷하다.

3. 거담작용 : 경구, 피하.복강 주사로 투여한 정유가 거담작용을 나타냈다. 이것은 이 생약이 기관지에 직접작용하므로 분비를 자극하는 것으로 생각된다.

4. 항 allegy 작용 : 거담환자에 의해 일어나는 괴민 olshode에 대해 0.52g/kg에서 장내로 투여 현저히 모든 작용이 이루어진다.

5. 심혈 관계 작용 : 두꺼비, 토끼 심장 운동을 억제, isopretereual의 강심 작용에 길항했다. oil의 분무는 ECG와 심박동을 변화시키지 않았다.

6. 중추신경계 : 토끼에 정유를 흉복강내 주사하면 진정효과를 나타낸다. 장내투여나 피하주사로 mouse 수면유로 효과를 지연시켰다.

7. 항균작용 : strychnia에 의한 경련과 시상으로 부터 보호하지 못했다. pentylentetrogole cocaire 반대로 stryehia유도 경관과 졸음의 시작, 촉진 시켰다. 정유는 진통작용, 체온에는 아무 효과가 없었다.

【임상응용】 艾葉은 복통, 토사에 사용한다. 또, 자궁출혈의 지혈약으로 한다. 상용량 1일 3-5g.

【처방】 궁귀교애탕(芎歸膠艾湯), 백엽탕(柏葉湯).

57. 복룡간(伏龍肝) Terra Flava Usta

【기원】 원래, 伏龍肝은 황토로 만들어진 부엌(竈) 중앙의탄흙 (燒土)으로서, 적자색 다공질로 되어 있다. 별명은 竈心對鍋底土, 竈內黃土, 竈中土, 釜下土, 竈中心土, 釜月下土, 竈中黃土, 竈下土, 釜月土 등으로 불리운다.

【효능】 온중지혈(溫中止血), 조습지구(燥濕止嘔)

【성분】 伏龍肝은 아궁이의 燒土로, 원칙은 黃土地帶의 것이며, Al_2O_3, SiO_2, Fe_2O_3, MgO, 알칼리, 알칼리토류 등이다. 일본산伏龍肝대용품, 熱灼七輪의 파편은 SiO_2 3.7%, MgO 2.05%, CaO 9.75%, Na_2O 21.53%, K_2O 13.86%, SiO_3 41.49%, Cl 7.09%, Fe_2O_3와 Al_2O_3는 흔적량으로 되어 있다.

【약리작용】 규산알루미늄, 기타의 물리작용에 의한 것 외에, 마그네슘에 의한 위내신경말초마비, 사하작용, acidosis에 대한 알칼리 보급, 해독, 이뇨, 간기능정상화작용 등에 의함. 또, 복룡간전의 해독, 진토 등의 치효는 토중의 알칼리, 칼슘, 규산분 등의 용출에 기인하는 것으로서, 보통의 점토에서는 화학적 풍화를 받아 알칼리, 칼슘분의 잔존이 적고 효과는 약한 것으로 알려져 있다.

【임상응용】 溫性鎭嘔, 수렴·지혈제로서, 출혈, 토혈, 衄血, 임부구토 등에 사용한다. 1日 10-20g. 日本에서는 惡阻에 素燒한 도기를 탄화로 적열하고 적량의 수중에 투입, 물이 비등할 때까지 이것을 반복하여, 상징의 무색투명무미한 액을 분취하여, 조금씩 임부에게 마시게 함으로써 기효를 보았다고 한다.

【처방】 황토탕(黃土湯), 복룡간전(伏龍肝煎)

58. 괴화(槐花) Sophorae Flos

【기원】 콩과(Leguminosae)에 속하는 회화나무(*Sophora japonica* L.)의 꽃 또는 꽃봉오리(花蕾)를 건조한 것.

【효능】 양혈지혈(凉血止血), 청간명목(清肝明目).

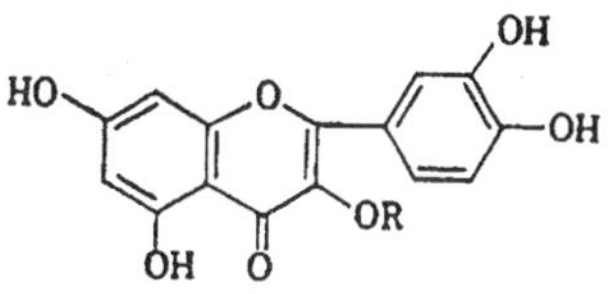

quercetin R=H
rutin R=rutinose

【성분】 Flavonoid로서 rutin (quercetin 3-rutinoside), triterpenoid로서 betulin, betulinic acid, sophoradiol 등의 배당체를 함유한다.

【약리작용】 적출개구리심장에 대하여 기능촉진적으로 작용하며, 두꺼비후지 및 토끼이각혈관을 수축시킨다. 토끼의 경동맥혈압에는 현저한 변화를 일으키지 않는다. 토끼적출장관에 대해서는 긴장의 저하 및 운동진폭의 축소를 나타내며, rutin전처리에 의해 adrenalin산화억제작용(가열, 비약리학적)을 나타낸다. rutin의 연속경구투여로 Schwartzman 현상을 억제하며, 또 Menkin인자에 의한 확산을 저지한다. rutin과 그 genin은 quercetin은 모세혈관 저항성을 증가시키는 작용을 갖고 있으며 반면 투과성을 감소시켜 탄력성을 유지시켜 준다. 고혈압 예방 효과, 지혈작용, 더욱 quercetin은 심장 박동수를 낮추고 관상동맥 확장, 수축기 용량을 증가(심근, 유발)시키는 작용이 더 강하다.

rutin배당체는 수의근을 이완시키고 항경련 효과가 있다. (진경작용은 quercetin이 5배가 더 크다) 또 in vivost 지방간, 혈중 cholesterol치를 저하시킨다. maakiain 배당체는 항염작용, 지혈작용, 항 X-ray 방사선 효과가 있다.

vivo에서 지방간, 혈중 cholesterol치를 저하시킨다.

【임상응용】 고혈압증의 예방, 자반병・치질환・방사선에 의한 출혈・비혈 토혈, 혈뇨, 혈변 등에 대한 지혈약으로서, 1일 9-15g을 전복한다. 또, 중국에서는 황색염료의 제조원료로 사용하고 있다.

【처방】 청폐탕(清肺湯)

59. 지유(地楡) Sanguisorbae Radix

【기원】 장미과(Rosaceae)에 속하는 오이풀(*Sanguisorba officinalis* L.) 및 동속근연식물의 뿌리를 건조한 것.

【효능】 양혈지혈(凉血止血), 해독렴창(解毒斂瘡).

【성분】 Triterpenoid계 saponin인 ziyu-glycoside I, II를 함유하며, aglycone은 둘다 pomolic acid이다. 그 밖에 tannin, glucose를 함유하며, tannin의 구조연구가 진행되고 있다.

【약리작용】 地楡에는 항균성이 있는 것으로 알려졌다.

항균작용 : 꽃의 즙액이 포도상구균 및 녹농균에 억제 작용이 있으나 가열후는 약해진다. 인체 결핵균에 억제작용이 있다.

지혈작용 : 출혈시간 단축으로 지혈이 된다. 이밖에 지사작용(tannin)화상면의 분비물 감소시키는 작용이 있다.

【임상응용】 토혈, 鼻血, 血痢, 下血, 치루, 옹종, 습진, 금창, 화상및 소염, 수렴, 지혈약으로서, 1일 15g을 전복한다.

【처방】 청폐탕(淸肺湯), 반하지유탕(半夏地楡湯).

60. 측백엽(側柏葉) Thujae Orientalis Folium et Ramulus

【기원】 측백나무과(Cupressaceae)에 속하는 측백나무 (*Thuja orientalis* 〔=*Biota orientalis* (L.) Endlicher〕 및 동속근연식물의 잎이 붙어 있는 가지를 건조한 것.

【효능】 양혈지혈(凉血止血), 해독렴창(解毒斂瘡).

【성분】 枝葉에는 정유 0.6-1%를 함유하며, 그 중에 thujene, thujone, fenchone, pinene, caryophyllene 등을 함유한다. 신선한 것에는 약 1.7%의 quercetin, myricetin, hinokiflavone, amentoflavone 등의 flavonoid를 함유한다. 그 외에 tannin, 수지, vitamin C 등이 존재한다.

【약리작용】 엑스는 마우스에 대해 진해작용, 거담작용이 뚜렷하다. flavonoid 250mg/kg을 복강내주사를 하면 현저한 진해작용이 있으며, 200mg/kg을 복강주사, 1000mg/kg을 위내투여 하면 뚜렷한 거담작용이 나타난다.

【임상응용】 側柏葉은 고미건위, 지사 및 수렴·지혈약 세포성 이질, 풍습성 비통, 고혈압, 이하선염으로서, 세균성이질, 풍습성비통, 고혈압, 이하선염에 쓰이며, 또한 柏子仁은 자양강장의 목적으로 사용된다. 1일 약 15g을 전복한다.

【처방】 청폐탕(淸肺湯), 백엽탕(柏葉湯)

61. 포황(蒲黃) Typhae Pollen

【기원】 부들과(Typhaceae)에 속하는 부들(*Typha orientalis* Presl.) 및 동속근연식물의 성숙한 꽃가루(花粉)를 건조한 것.

【효능】 화어지혈(化瘀止血), 이뇨통림(利尿通淋).

【성분】 Flavonoid는 isorhamnetin 배당체, steroid는 β-sitosterol, 지방유는 palmitic, linoleic acid 등으로 이루어지며, 기타 pentosan을 함유한다.

【약리작용】 蒲黃에 함유되어 있는 flavonoid가 가지는 혈관수축 및 수렴작용에 의하여, 지혈제로 사용되고 있다.

항고지혈작용 : 혈청의 choleserol level을 낮추고 죽상동맥경화의 진행을 방지하는 작용과 관상동맥경화부위를 감소시킨다는 연구가 많이 보고되어 있다.

심혈관계에 대한 효과 : 전제 및 에틸알콜 엑스의 정맥주사가 혈압과 박동수를 낮추며 경구투여로 정상혈압에는 아무 영향이 없다.

자궁에 대한 작용 : 전제 및 에틸엑스는 적출 및 in situ의 자궁에 대해 모두 흥분작용을 나타냈고 대량에서 경련성수축을 나타냈다.

혈액응고 작용 : 수침액이나 알콜추출액은 혈액응고시간을 현저히 단축하는데 혈소판수를 증가시키며 prothrombin time을 단축시킨다.

장관에 대한 작용 : 토끼의 적축장관의 연동을 증가시키지만 atropine에 의해 차단된다.

기타작용 : 마취개에 에틸알콜엑스의 정맥주사는 담즙분비를 증가시키고 용혈포도상구균과 세균성이질균을 불활성화 시킨다. 또 고농도(1:100)의 전제는 in vitro에서 결핵균의 생장을 억제하였다.

【임상응용】 소염성 이뇨약, 또는 외상과 치출혈에 대한 지혈약으로서 내복 또는 외용한다.또 黑燒하여 화상, 치, 탈항 등에 사용하는 경우가 있다.

【처방】 연경기방(延經期方), 우황청심단(牛黃淸心丹).

第四章

精神·神經 疾患의 藥物

4

精神·神經 疾患의 藥物

전간(癲癎), 경련(痙攣), 히스테리, Parkinson氏病, 불면(不眠), 기면(嗜眠), 사지마비(四肢麻痺), 언어장해(言語障害), 울상태(鬱狀態), 조상태(躁狀態), 불안(不安), 정신이상(精神異常), 지각장해(知覺障害), 운동장해(運動障害) 등을 主症狀으로 하는 疾患에 많이 사용되는 藥物을 다룬다.

62. 산조인(酸棗仁) Zizyphi Spinosi Semen

【기원】 갈매나무과(Rhamnaceae)에 속하는 묏대추나무 (*Zizyphus jujuba* Mill. var. *spinosa* Hu (=*Z. vulgaris* Lamark var. *spinosa* Bunge; *Z. spinosa* Hu) 의 종자를 건조한 것. 大棗와 매우 유사하나, 종자가 크다.

【효능】 양심익간(養心益肝), 안신렴한(安神斂汗).

【성분】 지방산으로서 myristic, palmitic, stearic, behenic, oleic, linolenic acid, 그리고 steroid로서 sitosterol을 함유한다. 또한 dammarane계 triterpenoid saponin인 jujuboside A, B, C 등이 함유되어 있다.

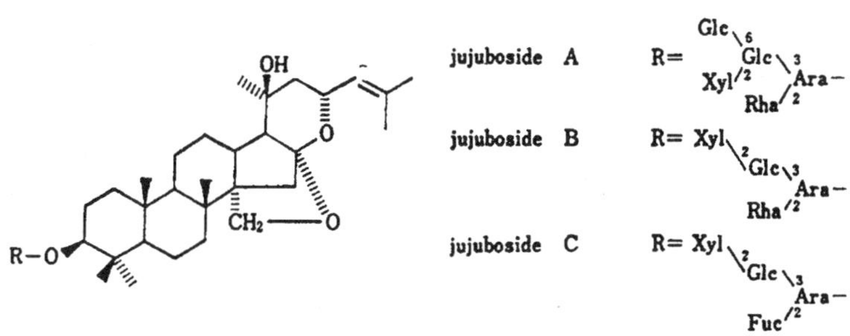

【약리작용】 酸棗仁의 지방유 분획은 hexobarbital 최면연장작용 (mouse), 초산 writhing반응의 억제작용 (mouse), 혈압의 지속적 하강작용 (rat), nicotine 및 serotonin 수축의 증강작용 (모르모트의 적출회장) 등을 나타내는데, 그 혈압하강작용은 phentolamine 및 hexamethonium에 의해 영향을 받지 않으며, 한편 수가용성분획은 hexobarbital 최면연장작용 (mouse), 초산 writhing반응의 억제작용 (mouse), onicotine 수축의 증강작용 (모르모트의 적출회장) 등을 나타내는데, 산조인의 methanol 가용 · 수가용 분획은, climbing test, hole cross test 및 hexobarbital 최면연장시험 (mouse)에서 뚜렷한 진정작용을 나타낸다.

그밖에 죽상동맥경화에서 항고지혈증효과를 나타낸다. 전제 5g/kg을 복강주사할 때 해열, 진통작용이 현저하다. 또한 마우스에서 거식세포의 탐식기능을 증가시키고 체액면역과 세포면역을 증가시키며 방사성손상에 대한 보호작용이 있다.

【임상응용】 酸棗仁은 한방에서는 강장 · 건위 · 진정 · 최면약으로서, 1일량 7-15g이 사용되고 있다. 주로 불면증 · 신경증 · 신경쇠약 등이 酸棗仁 함유 한방처방의 「証」을 형성하고 있다.

【처방】 가미온담탕(加味溫膽湯), 귀비탕(歸脾湯), 산조인탕(酸棗仁湯).

63. 조구등(釣鉤藤) Uncariae Ramulus et Uncus

【기원】 꼭두서니과 (Rubiaceae)에 속하는 조구등 *Uncaria sinensis* (Oliv.) Havil. 및 동속근연식물의 가시가 달린 어린 가지를 건조한 것.

【효능】 식풍지경(熄風止痙), 청열평간(淸熱平肝).

【성분】 Indole계 alkaloid인 rhynchophylline, isorhynchophylline, corynoxeine, isocorynoxeine, corynantheine, dihydrocorynantheine, hirsuteine, hirsutine 등을 함유하고, fleconoin, trifolin도 함유한다.

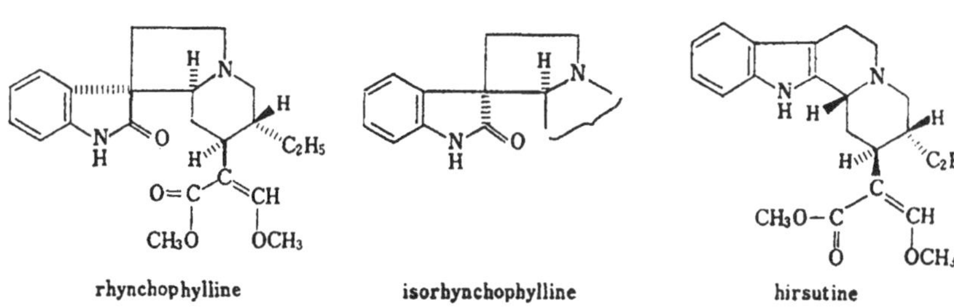

rhynchophylline isorhynchophylline hirsutine

【약리작용】 **일반행동에 대한 작용** : alcohol 추출물은 개구리 및 mouse에 있어서, 경도의 진정

작용을 나타낸다. 소량에서 호흡흥분, 대량에서 호흡억제를 나타낸다. Rhynchophylline은 운동마비 · 호흡억제를 일으키는데, 경련유발작용은 보이지 않는다. 개구리에서는 축동이 일어난다. Rhynchophylline의 LD_{50}는 마우스에서 165mg/kg(피하주사)이다.

항경련작용 : 3-8일간 釣藤을 전투여하면, 모르모트에서 일어나는 경련발작은 억제된다. Isorhyn-chophylline은 흰쥐 후지의 신경근접합부에 있어서, 신경 및 근자극에 의한 골격근 수축을 억제한다.

순환기계에 대한 작용 : alcohol 엑스(150mg/kg)는 정맥내 투여에 의해 토끼혈압을 약간 강하시킨다. 분획한 추출물은 적출토끼 이각혈관 및 개구리 후지혈관을 확장시키고, 개구리의 적출심장을 억제하므로, 이들의 종합적인 작용으로서 혈압강하가 나타난다고 생각된다. 혈압강하반응은 atropin과 양측미주신경의 절단으로는 억제되지 않는다. Rhynchophylline은 토끼혈압에 있어서 단시간의 강하후, 길게 지속하는 상승작용을 나타낸다. 관류이개혈관은 rhynchophylline에 의하여 확장하는데, 심박수는 감소하고 심수축력은 억제된다. 혈압강하는 이러한 반응의 결과라고 생각되는데, 혈압상승상은 설명할 수 없다.

자율신경절에 대한 작용 : hirsutine은 흰쥐의 교감신경상경신경절 및 몰모트의 골반신경방광표본에 있어서 신경전달을 억제한다. 작용의 강도는 hexamethonium과 비슷하다. 조등의 혈압강하에 hirsutine이 관여하고 있을 가능성도 있다.

평활근에 대한 작용 : rhynchophylline은 토끼적출장관의 수축을 억제하며, 흰쥐의 적출자궁에 연축을 일으킨다.

항virus작용 : 항virus작용을 가지고 있다는 보고가 있다.

【임상응용】 진통 · 항경련약으로서, 발열에 의해 신경계가 침범당한 경우, 소아의 야체, 경련, 고혈압, 동맥경화증, 신경성류행성감기, 발열에 의한 편두통, 현훈 등에 사용한다.

【처방】 조등산(釣藤散), 억간산(抑肝散).

64. 천마(天麻) Gastrodiae Rhizoma

【기원】 난과 (Orchidaceae)에 속하는 천마 *Gastrodia elata* Blume의 괴경의 외피를 제거하여 건조한 것. 「赤箭」은 지상부의 명칭이고, 「天麻」는 지하부의 명칭이다. 현재 시장에는 지상부는 없고 주로 지하부를 「天麻」라고 칭하여 사용하고 있으며, 3-5월 사이에 채취한 것을 「春麻」, 10-12月에 줄기가 말라서 채집한 것을 「冬麻」라고 칭하고 있다. 춘마는 채취가 쉽고 많이 생산되지만, 품질은 「冬麻」 쪽이 더 나은 것으로 생각된다.

【효능】 식풍지경(熄風止痙), 청열평간(淸熱平肝).

【성분】 gastrodin, p-hydroxy benzoyl alcohol, p-hydroxy benzaldehyde 등의 phenol 성 화합물과 vanillin, β-sitosterol등을 함유한다.

【약리작용】 **중추신경계의 작용** : 인공배양과 야생천마 1-5g/kg, gastrodin 50mg/kg을 마우스의 복강내주사로 자발운동이 현저히 억제된다. 천마의 진정작용은 중추신경계의 흥분을 저하시킬 수 있는 것과 관계가 있다.

항경련작용 : 인공배양품과 야생품은 경련유발제로 인한 동물의 경련율과 사망률 을 낮추고 경련시간을 단축시킨다. 이 작용은 야생품이 더 강하다. 전제 1g/kg을 정맥주사했을 때 전기chock에 의한 경련의 역치를 높이면 전간양발작의 억제작용이 있고 뇌파에 있어서도 전간양방전의 발전을 억제한다.

진통작용 : 인공재배품과 야생품을 각각 5g/kg을 투여하면 현저한 진통작용(shock법, tail flick법)을 나타내는데 야생품이 진통지속시간이 더 길다.

그밖에 심박동율을 저하시키고 관상동맥혈류량을 감소후 증가시킨다. 또 면역증강작용과 평활근 수축작용, 체온상승작용이 있고 담즙분비 촉진작용(vnillin)과 항염작용도 있다.

【임상응용】 두통, 진통, 현훈, 반신불수, 사지의 경련 등에 진정, 수면장애, 항경련약.

【처방】 침향천마탕(沈香天麻湯), 반하백출천마탕(半夏白朮天麻湯).

65. 모려(牡蠣) Ostreae Testa

【기원】 종류가 많아, 일본산과 중국산에서는 기원이 다른 경우가 있다. 현재 일본에서는 *Crassostera gigas* Thunb. (=*Ostrea gigas* Thunb.)가 다량으로 생산되며, 약용으로 사용되기 보다는, 분말로 다른 영양물과 혼합하여 작은 조류들의 사료로서 미국 등 기타 외국에 수출하고 있다.

【효능】 진경안신(鎭痙安神), 평간잠양(平肝潛陽), 수렴고삽(收斂固澁), 연견산결(軟堅散結).

【성분】 탄산칼슘 ($CaCO_3$)이 주성분(80~90%)이고, 인산염, 규산염 등의 무기염을 함유한다. 그 외에 glycogen, betaine, taurine, glutathione, amino acids (Lys, Tyr, Cys, Met, Leu, Arg, His, Pha, Thr, Val), trimethylamine, oburidine, adenine, venerupin, glycolipids, succinic acid, vitamin A, B_1, B_2, D, F, sterol, 지방 등을 함유한다.

【약리작용】 **牡蠣身** (특히 췌장을 함유하는 부분)의 추출물이 토끼의 혈당치를 하강하는 것이 알려져 있다.

【임상응용】 진정·이뇨를 목적으로 하여, 흉복부의 동계, 정신불안, 불면, 寢汗 등의 증상에 내복(煎, 丸, 散劑) 또는 외용한다. 제산제 수렴제로서 내복하기도 한다.

【처방】 계지가용골모려탕(桂枝加龍骨牡蠣湯), 시호가용골모려탕(柴胡加龍骨牡蠣湯), 시호계지건강탕(柴胡桂枝乾薑湯).

66. 용골(龍骨) Fosslia Ossis Mastodi

【기원】 龍骨은 고대 코끼리의 화석에만 국한하지 않고, 일반적으로 신생대의 여러 종류의 화석 포유동물의 유해가 오랫동안 지층중에 매몰되어 골격, 치아, 뿔 등이 粗鬆質로 변화한 화석이다.

【효능】 진경안신(鎭驚安神), 평간잠양(平肝潛陽), 수렴고삽(收斂固澁).

【성분】 海綿質部에는 $CaCO_3$ 46-82%, 백색의 緻密質部에는 $CaCO_3$ 5-12%, 그밖에 $Ca_3(PO4)_2$, SiO_2, Fe_2O_3, Al_2O_3, MnO, CaO, MgO, TiO_2, P_2O_5, Na_2O, K_2O 등의 무기물질 외에, (+)-borneol, acetic acid, propionic acid, isobutyric acid, valeric acid 등의 유기산과 amino acid 등을 함유한다.

【임상응용】 심계항진, 정신불안, 불면, 실정, 寢汗 등의 증상에 내복 (煎, 丸, 散劑) 또는 외용(硏末) 한다.

【처방】 계지가용골모려탕(桂枝加龍骨牡蠣湯), 시호가용골모려탕(柴胡加龍骨牡蠣湯).

67. 침향(沈香) Aquilariae Lignum

【기원】 서향과(Thymelaeaceae)에 속하는 침향 *Aquilaria agallocha* Roxburgh (=*Aloexylon agallochum* Lour., 인도, 미얀마, 캄보디아, 베트남 등) 또는 기타 동속식물의 목재, 특히 변재의 재질중에 흑색의 수지가 침착된 부분을 채집한 것이다.

【효능】 조습화담(燥濕化痰), 거풍지경(祛風止痙).

【성분】 Acetone 추출물 (40-50%), 가수분해물을 증류하여 얻어진 정유 (13%) 중에는 benzylacetone, *p*-methoxybenzylacetone 등, 잔사중에는 hydrocinnamic acid, *p*-methoxycinnamic acid 등을 함유한다. 균감염된 것에는 agarospirol, agarol, agarofuran, dihydroagarofuran, 4-hydroxydihydroagarofuran, 3, 4-dihydroxydihy-droagarofuran, norketoagarofuran 등이, 미감염된 것에는 selinane, ararol 등이 함유되어 있다.

【약리작용】 정유성분에 의한 진통·진정작용이 있다. 전액에는 인형결핵균, typhus균, 적리균 등에 대하여 항균작용을 가진다.

【임상응용】 건위·정장의 목적으로, 또한 기관지천식에 대하여 보조약으로 사용한다.

【처방】 침향강기탕(沈香降氣湯), 침향천마탕(沈香天麻湯).

68. 천남성(天南星) Arisaematis Rhizoma

【기원】 천남성과(Araceae)에 속하는 천남성 *Arisaema amurense* Max. 또는 동속식물의 괴경을 그대로 또는 둥글게 썰어서 건조한 것.

【효능】 조습화담(燥濕化痰), 거풍지경(祛風止痙), 청열하기(清熱下氣).

【성분】 triterpenoid saponin, benzoic acid, 전분, amino acid 등 함유한다.

【약리작용】 **진정, 진통작용** : 흰쥐에 전제를 복강주사하면 활동감소, 반사지둔(反射遲鈍)의 효과가 있고, 마우스의 수면시간을 연장시킨다. 또 열판법으로 진통작용을 나타낸다.

항경련작용 : 마우스에 전제를 복강주사하면 전격경련역치를 높인다. 수침액을 복강주사하면 현저하게 경련율과 사망률을 저하시킨다. 파상풍균으로 인한 경련을 지연시켜 사망시간을 늦춘다.

항종양작용 : 마우스에서 S-180에 대해 항암제로 사용하는데 그 억제율이 평균 60%이상이다. 식도암 특히 자궁경부암에 매일 tea로 복용한다.

거담작용 : saponin에 의해 강한 거담작용이 인정된다.

그밖에 진통작용이 있다.

【임상응용】 뇌졸중에 의한 반신불수, 파상풍에 의한 수족경련 및 아관긴급(牙關緊急), 소아의 열성경련 등에 배합하여 소갈심번, 발작성 신경성동계, 대하, 치통을 치료한다.

【처방】 서근입안탕(舒筋立安湯), 청습화담탕(清濕化痰湯).

69. 이근피(李根皮) Pruni Radicis Cortex

【기원】 장미과(Rosaceae)에 속하는 *Prunus salicina* Lindle 또는 동속식물의 근피를 건조한 것. 『藥性論』에는 「李根皮는 若李를 약용으로 한다」고 되어 있는데, 若李가 어떠한 것인지 현재 분명하지 않으나, 적어도 맛을 보아 미숙한 것을 약용으로 쓰고 있다. 그러나, 張仲景의 『金

匱要略方』 중의 「奔豚湯」에 甘李根白皮를 배오하였다고 되어 있는 바, 若李, 甘李, 어느 것이나 약용으로 사용되었다고 추정된다.

【효능】 청열하기(淸熱下氣)

【성분】 과육에는 aspargin 0.1% glatamine, serine, glycine, threonine, γ-aminobutylic acid를 함유한다.

【약리작용】 李根皮의 약리작용에 관한 최근의 연구는 없다. *P. domestica*의 근피로부터 얻어지는 phlorizine은 적출개구리심장, 坐骨神經腓腸筋標本, 토끼耳介血管을 마비시키는데, 토끼의 장관 및 자궁에 대한 작용은 약하다. 소장에 있어서는, 당의 인산화를 저해하여 그의 흡수를 억제하며, 동시에 물의 흡수를 억제하여 하리를 일으킨다. 신세뇨관에 있어서는 당의 재흡수를 억제하여, 요중의 당량을 증가시킨다. 요량도 증가한다.

【임상응용】 소염, 진정, 진통의 목적으로 배합하여 사용한다.

【처방】 정계음(定悸飮), 분돈탕(奔豚湯).

第五章

皮膚·粘膜 疾患의 藥物

5

皮膚·粘膜 疾患의 藥物

피부에 적용하는 약물은 allergy증상, 염증(炎症), 화농증(化膿症), 소양증(瘙痒症) 기타 피부에 나타나는 제증상[습진(濕疹), 담마진, 탈모(脫毛), 화상(火傷), 동상(凍傷) 등]과 점막에 나타나는 제증상(코막힘, 코흘림, 후각이상, 인후통, 인후이물감, 목쉼 등)을 치료하기 위해 사용되는 약물이다. 기관지점막에 작용하는 약물은 주로 진해(鎭咳)·거담제(祛痰劑)로 응용되며, 식물정유류와 사포닌류가 유효성분이다.

70. 길경(桔梗) Platycodi Radix

【기원】 도라지과(Campanulaceae)에 속하는 도라지 *Platycodon grandiflorum* De Candolle. 의 뿌리이다.

【효능】 선폐거담(宣肺祛痰) 배농소종(排膿消腫)

【성분】 saponin류: platycodin A, C, D, D_2), polygalacin D, D_2 그밖에 당류 inulin등을 함유한다.

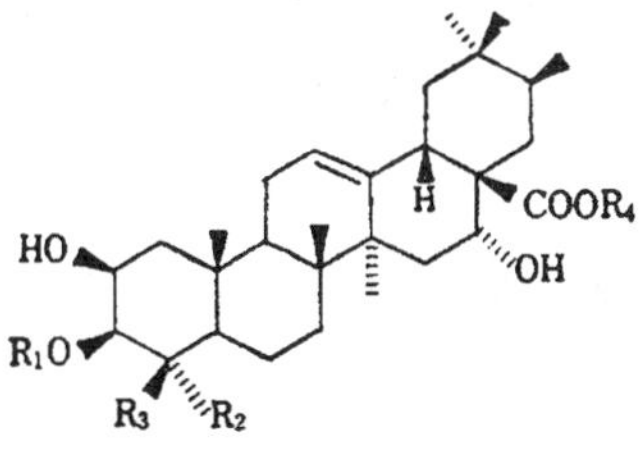

polygalacic acid : $R_1=R_4=H, R_2=CH_2OH, R_3=CH_3$
platycodigenin : $R_1=R_4=H, R_2=R_3=CH_2OH$
platycogenic acid A : $R_1=R_4=H, R_2=CH_2OH, R_3=COOH$
platycodin D : $R_1=Glc-, R_2=R_3=CH_2OH,$
$R_4=Api\overset{3}{-}Xyl\overset{4}{-}Rha\overset{2}{-}Ara$

【약리작용】 길경의 사포닌 platy codin류는 선폐거담 작용이 있어 위점막을 자극하고 기관지 분비를 촉진하면 타액 분비도 촉진한다. 또한 choleaterol과 담즙산의 분비를 촉진하여 혈중농도를 저하시킨다. 그밖에도 crude platycodin은 흰쥐의 심혈관계에 작용하여 혈압, 빈맥과 호흡수를 현저히 낮추는데, 4mg/kg을 정맥주사하여 papaverine과 동일한 역가로 혈류량을 현저히 증가시키며 이러한 혈관확장은 말초 혈관에 직접 작용하는 것에 기인한다. 또 경구투여는 독성은 약하나 용혈, 국소자극작용이 있고 진정, 진통, 하열 항염증, 진해, 거담작용, 위액분비억제 , 항궤양작용, 말초작용확장 작용이 있다.

【임상응용】 폐기를 소통시키고 담을 제거하며, 인후팽대를 경감시키는 작용이 있어서 감기, 인두염, 기관지염, 가래감기, 화농, 폐농양 및 위통 등의 제증상을 경감시키거나 치료 목적으로 단독으로 또는 각종 처방에 응용된다.

【처방】 **시호청간탕(柴胡淸肝湯)**: 청간(淸肝) 및 소간(疏肝)작용으로 간담의 실화를 내림으로써 선병질로 심한 가래, 인후통, 감증(疳症) 등에 유효하다.

【주의사항】 사포닌의 용혈작용 때문에 위궤양이 있는 환자에게 투여할 경우 특히 주의를 요하며, 이 경우 경구투여는 불가하다.

71. 고삼(苦蔘) Sophorae Radix

【기원】 콩과(Leguminosae)에 속하는 도둑놈의 지팡이 *Sophora falvescens Ait.*의 뿌리.

【효능】 청열조습(淸熱燥濕), 살충이뇨(殺蟲利尿)

【성분】 alkaloid: matrine, oxymatrine, isomatrine, anagyrine, chrysophoranol flavonoids: kurarnol, kurarinone 그밖에 saponin을 함유한다.

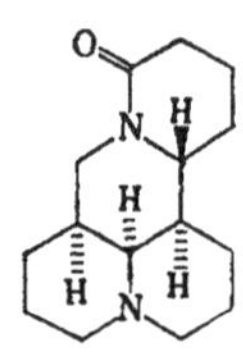
(+)-matrine

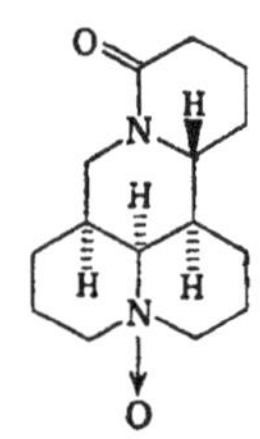
(+)-oxymatrine

【약리작용】 항균 · 항진균작용과 피부기생균 억제작용을 나타낸다. 또한 스트레스성 궤양억제작용, 담즙분비촉진 및 위연동운동 억제작용이 있다. 또한 전신적으로는 해열작용, 중추신경억제작용이 있고 심장에 대하여 심실세동과 부정맥 억제작용이 있으며 그외 c-AMP phosphodiesterase 활성억제작용이 있다.

1. 心血管系작용 : 개구리, 토끼 , 흰쥐등 여러 동물 실험을 통하여 심장에 대해 현저한 억제 작용, 심박동률 감소, 심근 수축력 감소약 심박출량 감소.
2. 平喘 및 祛痰作用 : 심전도 병리 변화를 개선, 고삼 alkaloid의 작용

3. 혈압관계 : 1) 혈압 강하 작용. 2) 평천 및 거담 작용: alkaloid(100~200 mg/kg): 로 90% 이상 平喘작용 실험 천식 동물(guineajng) 위내 투여로 정제(1.5 g/kg) 기관지 경련해제 및 항체 산생 억제작용 3) 면역계통적 작용 : 고삼 anatine과 oxy(matria)는 FLD_{50} 에서 mouse의 면역 기능을 모두 억제작용. 거식세포의 탐식기능 억제, 空斑형성 세포수 감소 mouse 이식후 체외 비장세포 자발적 증식 증강, 집토끼의 피부과민 반응 현저한 억제, (매일 근육주사 150 mg/kg 3일간 투여) 4) 백혈구 증가 작용: 고삼 alk. 정맥에 근육주사 30 mg/kg 와 100 mg/kg 의 oxyalk. 투여로 정상 토끼의 외주(外周) 백혈구의 현저한 증가 작용. 5) 항종양작용: 고삼엽 50% alk 추출물은 mouse에서 폐암 및 각종 암세포 증식에 억제 작용이 현저하다.

이외 항염작용, 항병원 미생물 작용. 진정작용 등이 있다.

【임상응용】. 살충지양(殺蟲止痒)작용이 있어서 윤선(백선), 종기, 절종증, 피부사상균병, 여성 외음부 팽윤과 소양증 등에 외용하며 또한 화상이나 이 등 피부기생충 구제에도 유효하다. 또 고미건위 및 소염지사작용이 있어서 설사, 위장관질환, 혈변을 수반하는 심한 이질 등에 유효하며 그외 발열, 동통, 편도선염 및 직장탈출 등에 유효하다. 급성 세균성 하리, 霉菌性장염, 만성 직장염, 요충, 신경성피부염, 습진, 피부염, 부정맥 치료, 천식, 만성 B형 간염, 편도선염, 불면, 백혈구 감소증, 관절염, 燙傷, 盆腔, 陰道炎, 항문, 질염등. 약물 부작용 등에 널리 사용한다.

72. 형개(荊芥) Nepetae Spica

【기원】 꿀풀과(Labiatae)에 속하는 형개 *Nepeta japonica*의 꽃필 때의 꽃대이다.

【효능】 발표산풍(發表散風), 초탄지혈(炒炭止血)

【성분】 정유성분: *d*-menthone, *d*-limonene, Flavonoids,: apigenin-7-o-glucoside, luteolin-7-o-glucoside 최근에 분리된 항보체 활성물질: diosmelin, hesperetin

【약리작용】 전제는 다량으로 발한작용이 있고, 피하부위의 혈액순환을 촉진 및 경련억제작용이 있다. 불에 구운 것(荊芥炭)은 지혈작용이 있어서 혈액응고시간을 단축시킨다.형개수는 현저한 항보체작용, 항산화작용(flavonoid와 rosmarinin acid등)이 흰쥐 뇌지질 과산화물 생성을 억제, 토끼 혈소판 억제작용 등이 있다.

【임상응용】 화농억제 및 소염작용이 있어 인두염, 비염, 종기의 초기에 쓰며, 해열·발한작용이 있어서 일반감기, 발열 및 두통, 홍역 풍진 등에도 유효하며, 지혈효과는 자궁출혈, 출산후 과다출혈로 인한 현기증, 비출혈 등에 유효하며 경련억제 작용은 수족마비에 유효하다.

【처방】 형개연교탕(荊芥連翹湯): 鬱症 및 육혈(衄血) 증상의 이비인후과 질환(축농증, 만성비염, 만성편도선염 및 膿耳 등).

형방패독산(荊防敗毒散): 풍한습의 표증으로 팔다리가 저리고 아픈 몸살, 감기증세로 코가 메이고 붓는 증세 및 심한 두통을 동반할 경우에 유효함.

소풍통성산(消風通聖散): 창양(瘡瘍) 및 풍열로 습진, 풍진, 담마진 등 반점이 때때로 생기며 한포(汗疱) 또는 아토피성 피부염에 유효하다.

십미패독산(十味敗毒散)

73. 승마(升麻) Cimicifugae Rhizoma

【기원】 미나리아재비과(Ranunculaceae)에 속하는 승마 *Cimicifuga heracleifolia Komarov* 또는 개승마 *C.biternata Miq.*의 뿌리줄기이다.

【효능】 발표투진(發表透疹), 청열해독(淸熱解毒), 승거양기(升擧陽氣)

【성분】 **Triterpenoids** : cimigenol, cimigenol-3-xyloside, dahurinol, acetyl-shengmanol xyloside **chromone류**: visamminol, visnagin, cimifugin, (S)-3-(3′-methyl-2′-butylidene)-2-indolinone Ⅰ,Ⅱ

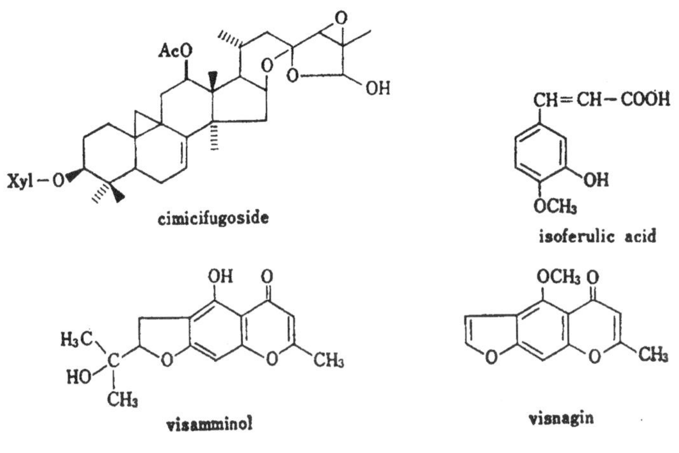

【약리작용】 해열·진통·소염작용, 항경련작용, 중추신경계억제작용 등이 있다. 또 평활근에 대한 작용에서 acetylcholine에 의해 야기된 장경련에 대해 한정적 저해작용을 한다. (visamminol) 또 이는 papaverine의 1/3~1/10의 진경작용을 나타낸다. 심혈관계작용에서 혈압강하, 심박동률을 감소시킨다. 그밖에 항균작용(결해균, 포도상구균 등), in vitro에서 경부암세포 억제작용 등이 있다.

【임상응용】 해열·진통·소염작용은 발열, 두통, 인두염, 편도선염, 구강궤양 등과 불충분한 발진의 홍역 혹은 발진성 열병 및 홍진(홍반) 등에 유효하며 脫肛 혹은 子宮脫垂, 치질, 설사 및 백대하 등에도 쓴다.

【처방】 **승마갈근탕(升麻葛根湯)**: 마진 또는 혹역의 초기에 발진이 충분하지 않으며, 눈이 충혈되고 콧물을 흘리며, 약간의 열이 있으며 때때로 설사를 할 경우 유효하다.

보중익기탕(補中益氣湯): 중기하함(中氣下陷)과 기허를 특징으로 하는 피로감, 체력저하 및 위장의 아토니성 증상에 유효하다.

74. 연교(連翹) Forsythiae Fructus

【기원】 물푸레나무과(Oleaceae)에 속하는 의성개나리 *Forsythia viridissima Lindley, F. suspensa Vahl.*의 열매이다.

【효능】 청열해독(淸熱解毒), 소옹산결(消癰散結), 소산풍열(疏散風熱)

【성분】 Triterpenoids : oleanolic acid, betulinic acid, ursolic acid

Lignans: phillygenin, (+)-pinoresinol glucoside, phillyrin

Flavonoids: rutin

【약리작용】 배농작용 및 구충작용이 있어서 열을 수반하는 화농성 질환에 널리 쓰이며 5-lipoxygenase 억제작용(forsythiaside, suspensaside), 담즙분비촉진과 c-AMP phosphodiesterase 활성의 억제작용[(+)-pinoresinol, (-)-matairesinol] 등이 있다.

aleanolic acid는 이뇨작용성분이며, 연교 엑스 25mg/kg는 溫刺한 토끼에 경구투여할 때 해열작용을 인정할 수 없었고, 연교알콜엑스는 항 Allergy 작용이 있다. 대장균, 농녹균등 7종의 Gram 음성균, 용혈성 연쇄상구균 등 5종의 Gram양성균에 강한 항균작용이 있고 또 결핵균도 억제했다. 이밖에 진토작용(전제를 위내투여), 혈압강하작용(100% 주사액, 0.25g/kg을 iv 로 마취개의 혈압을 현저히 저하), 보간작용(사염화탄소로 유도한 간손상에서 현저한 GOT치 저하), 이뇨작용 등이 현저하다.

【임상응용】 등창, 종기, 유선염, 단독(丹毒) 등 화농성 염증, 급성 전염성 간염, 만성 화농중이염, 급성신염 우피선 등에 사용

【처방】 형개연교탕(荊芥連翹湯)
시호청간탕(柴胡淸肝湯)
방풍통성산(防風通聖散)

75. 하고초(夏枯草) Prunellae Spica

【기원】 꿀풀과(Labiatae)에 속하는 꿀풀 *Prunella vulgaris L.* var. *lilacina Nakai*의 꽃이삭이다.

【효능】 청설간화(淸泄肝火), 산결소종(散結消腫)

【성분】 **Triterpenoids** : oleanolic acid, ursolic acid, prunellin, Flavonoid : rutin, hyperoside,

Vitamin류 : vitamin B_1, C, K, 기타 caffeic acid, tannin, 무기염 등을 함유한다.

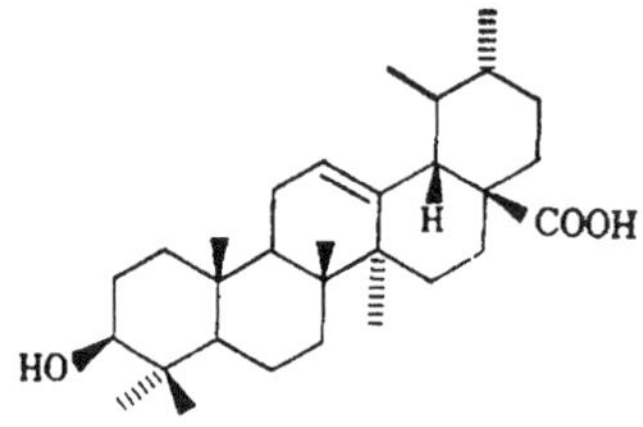

ursolic acid

【약리작용】 이뇨소종작용, 항균 활성은 이질간균, 농녹균, 포도상구균에 유효하다. 혈압강하작용 및 자궁평활근수축 작용이 있다. ursolic acid는 digitoxin의 1/400의 활성과 배당체(prunellin)도 강력하다. 이밖에 antineopasltic effect(Frlish 암종과 sarcoma 180종)과 불수의근의 지속적이고 현저한 수축작용이 있다.

【임상응용】 淸熱(淸肝)약으로 민간에서 황달성 간염, 이뇨, 소염 및 혈압강하 등으로 응용되기도 하나, 이질균, 녹농균 및 포도상구균에 대한 항균작용과 항트립신작용과 항염작용 등이 있다. 또 결핵성 경부 임파절을 치료한다.

【처방】 하고초탕(夏枯草湯)

76. 금은화(金銀花) Lonicerae Flos

【기원】 인동과(Caprifoliaceae)에 속하는 인동덩굴 *Lonicera japonica Thunb.*의 꽃봉오리이다.

【효능】 청열해독(淸熱解毒), 소산풍열(疎散風熱)

【성분】 **Flavonoids** : luteolin, lonicerin, loniceraflavone

기타 : 사포닌 및 chlorogenic acid

【약리작용】 광범위 항균작용(각종 Gram 양성균과 음성균) 외에 항바이러스작용(인플루엔자바이러스), 항궤양작용 및 지질저하작용이 있다. 또 항염 및 해열작용이 있으며 백혈구의 탐식기능을 촉진하는 작용과 염증세포를 제거 촉진하는 작용도 있다. 그밖에 중추 흥분 작용과 육종, 복수암

에 현저한 세포독성을 나타낸다. 수렴작용과 이뇨작용이 있으며, cholesterol의 장관 흡수를 억제한다.

【임상응용】 일반적인 화농성질환 및 편도선염, 후두염, 유선염, 폐렴 등에 유효하며 바이러스성 결막염과 인플루엔자에도 유효하다. 하리, 감기, 열병의 상용약이며, 종창, 동통을 수반할 때 반드시 금은화를 쓴다.

【처방】 탁이소독음(托裏消毒飮), 팔미대하방(八味帶下方)

77. 우방자(牛蒡子) Arctii Semen

【기원】 국화과(Compositae)에 속하는 우엉 *Arctium lappa L.*의 잘 익은 씨이다.

【효능】 소산풍열(疎散風熱), 선폐투진(宣肺透疹), 이인해독(利咽解毒)

【성분】 **Lignans**: arctiin, arctigenin, lappaol A~E, polyaceiylene : lappaphen A, B, (S)- 12, 13-epoxy-2, 4, 6, 8, 10-tridecapentayne, 1-tridecen-3, 5, 7, 9, 11-pentayne, arctinal, arctic acid

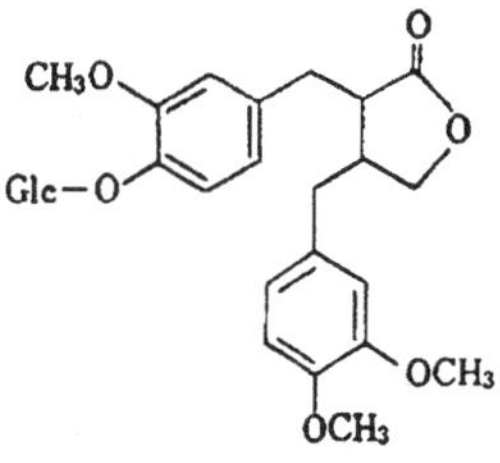

arctiin

Triterpenoids : α-amyrin, β-amyrin, lupeol, 4-taraxasterol

정유 : aplotaxene, dihydroaplotaxene, cyperene, 1- penta- decene, 1-heptadecene, β-elemene, caryophyllene, α- guaiene, clovene, phenylacetaldehyde, benzaldehyde, decanal, 6- 및 2-alkyl-3-methoxypyrazine,
2-methoxy-3-methylpyrazine,

기타 : ubiquinone, inulin

【약리작용】 항균작용, 수침액은 in vitro에서 병원성 진균류에 대해 억제 작용이 있다. 항암작용, 화학물질 및 식용색소 중독 개선 및 예방효과 외에 지속적인 혈당저하작용, 항진경작용 및 중금속 흡착작용 등이 있다. 개구리 복부 임파낭에 arctiin 1.0~1.5g/kg을 피하주사하면 전신성 강직경련을 일으키고 수의운동저하하여 마비상태를 나타낸다. 0.5~2.0g/kg를 溫刺한 토끼의 피하에 투여하였으나 해열작용은 없고 이뇨작용도 인정할 수 없었다. 실험한 229종 생약중 비교적 강한 자궁수축 작용이 있었다.

【임상응용】 해독, 소염, 배농 작용이 있어 인플루엔자 혹은 상기도감염시 쓰이며 홍역 풍진, 인후통, 유행성 이하선염, 단독, 종기 및 등창 등에 항균·소염제로 쓰인다.

【처방】 구풍해독산(驅風解毒散), 소풍산 (消風散), 시호청간탕(柴胡淸肝湯)

78. 자근(紫根) Lithospermi Radix

【기원】 지치과(Boraginaceae)에 속하는 지치 *Lithospermum erythrorhizon Sieb. et Zucc.* 의 뿌리이다.

【효능】 양혈활혈(凉血活血), 해독투진(解毒透疹)

【성분】 **Naphthoquinone**: acetylshikonin, isobutylshikonin, β,β-dimethyl-acrylshikonin, shikonin

lignans: lithospermic acid, lithospermoside

Purine base: alantoin

Polysacchavides: lithosperman A, B, C

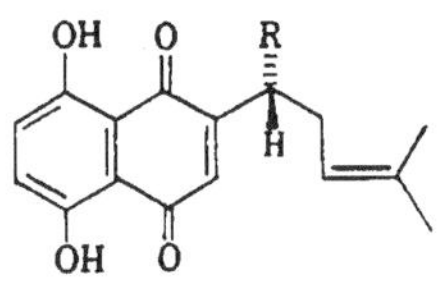

shikonin R=OH

acetylshikonin R=OAc

β,β-dimethyl-acrylshikonin $-O-CO-CH=C(CH_3)_2$

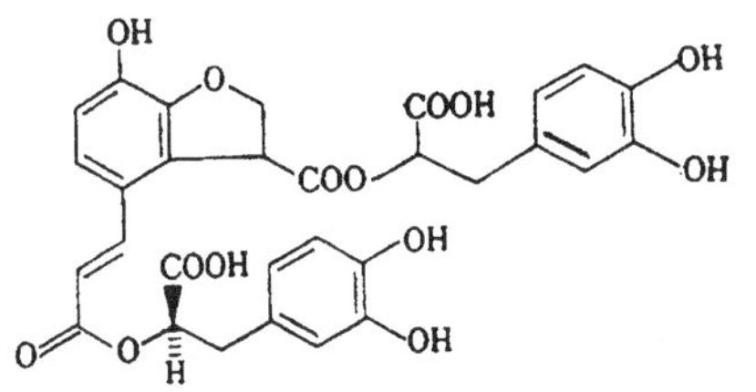

lithospermic acid

【약리작용】 紫根전제나 shikonin은 황색포도상구균, 대장간균, 고초간균 등에 억제 효과를 나타낸다. 알콜엑스(100mg/kg을 복강내 주사)나 acetylshikonin 은 일정한 함염작용이 있다. shikonin 5~10mg/kg은 복수암세포 성장을 거의 완전히 억제한다.(마우스 생존률 93%) 심혈관계 영향으로 혈압강하 작용이 나타나며 혈당 강하 작용도 현저하다. 그밖에 신생조직 성장 및 상처치유 촉진 작용이 있으며 완화, 해열 작용이 나타나다. lithospermum 속을 민간에서 경구피임약으로 사용하였다. 그 작용은 항 gonadotropic hormone 적용이며 작용성분은 linospermic acid임을 확인하였다.

【독성】 LD_{50}는 紫根 알콜 엑스를 마우스에 정맥주사할 때 1.30±0.032g/kg이다. acetylshikonin을 마우스에 복강 주사할 때 LD_{50}는 22.7±1.02mg/kg이다.

【임상응용】 피부질환, 화상, 동상, 습진, 단독, 자반병, 치질 및 절종증 등에 항균·소염제로 쓰이며, 그외 설사, 혈뇨, 배뇨곤란, 황달 등과 기침이 많이나거나 어린이 홍역 등에도 유효하다. 또

화농성 중이염, 각막염, 피임 및 성 hormon과 갱년기 제증상의 개선에 사용한다.
【처방】 자운고(紫雲膏), 자근모려탕(紫根牡蠣湯)

79. 신이(辛夷) Magnoliae Flos

【기원】 목련과(Magnoliïaceae)에 속하는 목련 *Magnolia kobus* DC 또는 백목련 *Magnolia data Desr.* 의 꽃봉오리이다.
【효능】 발산풍한(發散風寒), 선통비규(宣通鼻竅)
【성분】 **정유류** : 1,8-cineol, eugenol, citral등
alkaloids: l-coclaurine, l-n-methylcoclau rurine등
【약리작용】 국소수렴작용, 국소자극 및 국소마취작용 외에 혈압강하작용, 자궁흥분작용 및 항균작용 등이 있다. 또 수성엑스에 allergy 작용이 있고 메탄올 엑스의 중성분획은 중추억제 작용이 인정된다.
【임상응용】 진정 · 진통약으로 다량 복용하면 눈이 충혈된다. 감기에 수반되는 두통, 두중감 및 치통에 유효하며 특히, 비염축농증 등에 쓰인다. (3~6g을 전제로)
【처방】 신이청폐탕(辛夷淸肺湯), 두풍신방(頭風神方)

80. 토복령(土茯苓) Smilacis Rhizoma

【기원】 백합과(Liliaceae)에 속하는 청미래덩굴 *Smilax china*의 뿌리줄기이다.
【성분】 **steroid saponins**: smilaxsaponin A, B, C, D.
flavonoids: astilbin, distylin등이다.
【약리작용】 렙토스피라에 대한 살충작용과 항매독작용이 있다. 항trypsin작용에서 95%의 억제를 나타낸다. 항염, 이뇨효과가 있으며 세균성 하리, 항종양 활성(위암, 식도암등)이 보고되었다.
【임상응용】 만성 피부질환에 이용되며 구매제(驅梅劑)로 사용되며, 위암, 식도암의 치료에 대량 투여하고 있다.
【처방】 향천해독제(香川解毒劑), 팔미대하방(八味帶下方)

81. 선퇴(蟬退) Cicadidae Periostracum

【기원】 매미과 (Cicadidae)에 속하는 말매미 *Cryptotympana pustulata*의 탈피한 껍데기이다.

【효능】 소산풍열(疎散風熱), 투진지양(透疹止痒), 명목퇴예(明目退翳), 식풍해경(熄風解痙)

【성분】 chitin질.

【약리작용】 경련억제작용과 파상풍치료 효과가 있다.

【임상응용】 인후통, 목쉼, 안구충혈, 동통 및 시각장애 등과 발진이 불충분한 홍역, 어린이 열병시의 경련 억제를 위해 응용된다.

【처방】 거풍패독산(祛風敗毒散), 소풍산(消風散)

82. 녹각(鹿角) Cervi Cornu

【기원】 사슴과(Cervidae)에 속하는 매화록 *Cervus nippon* Temminck 또는 마록 C. *elaphus* L.의 골질화된 뿔이다.

【효능】 보신조양(補腎助陽), 강근장골(强筋壯骨)

【성분】 각종 아미노산류

성호르몬류 : estrone, estradiol, sphingomyelin, ganglioside, prostaglandin 및 무기물 $Ca_3(PO_4)_2$, $CaCo_3$, 교질등 함유한다.

【약리작용】 체조직 성장촉진(특히 세망내피계 및 백혈구) 효능과 식욕촉진, 여성의 성기능 항진 및 상처 회복 촉진 효과가 있다.

녹용 분말을 마우스에 3~4주간 사료에 넣어 투여하면 체중이 급속히 증가한다.

토끼에 같은 방법으로 투여하면 적혈구 수가 병행하여 혈색소량이 증가한다.

소련산 녹용 팅크를 흰쥐의 하복부에 연속주사하면 전립선, 정낭의 중량이 증가한다. 이외에 MAO 활성억제 작용이 있으며, 순환기계에 작용하여 심박율감소, 혈압강하작용을 나타낸다.

교감신경절에 직접 작용하여 억제효과를 나타내고, 마우스의 수면시간을 연장시킨다.

당대사나 단백질 및 핵산대사에 영향을 미쳐 현저히 촉진한다.

항산화작용, 성기능 강화, 실험적 위궤양억제 창상치유등이 빠르다.

항피로작용, 면역증강작용이 있다.

【임상응용】 강정, 강장효과가 있어 활력 촉진과 근력 증강에 유효하다. 배농제로 창종에 외용한

다. 유뇨증, 만성복통설사, 재생불량성 빈혈, 혈소판감소증, 뇨로결석 등에 널리 응용된다.
【처방】 백주산(伯州散)

녹용(鹿茸) Cervi parvum Cornu

【기원】 사슴과(Cervidae)에 속하는 매화록 *Cervus nippon* 또는 마록 *C. elaphus*의 골질화되지 않은 뿔이다.
【효능】 보신조양(補腎助陽), 생정익혈(生精益血), 강근건골(强筋健骨), 조리충임(調理衝任)
【처방】 **녹용대보탕(鹿茸大補湯)**: 강장·보혈작용과 강심작용이 있어 양허(陽虛)로 인한 음위(陰痿), 빈혈, 불임, 피로 및 심신쇠약 등에 유효하다.

第六章

呼吸器 疾患의 藥物

6
呼吸器 疾患의 藥物

기후의 변화에 즉각 대비하지 못하면 기침, 재채기, 호흡곤란 등의 증상이 동반되는데 병리학적 기전은 기도 혹은 기관지 점막의 자극 혹은 흥분이 구심성 신경을 거쳐 척수의 호흡중추 및 나아가 미주신경을 거쳐 호흡근육에 도달하게 되기 때문이다. 동양에서는 이러한 증상에 진해약(鎭海藥) 혹은 거담약(祛痰藥)을 처방해 왔고 아편이 도입된 이후 여러가지 아편제제가 이용되었다. 대부분의 진해약의 주된 작용점은 호흡중추이며 그외 호흡기계 점막에 직접 작용하여 자극을 감소시키는 것도 있다. 주로 해(咳)와 담(痰), 호흡곤란등 주증상으로 하는 병에 사용하는 약물이다.

83. 마황 麻黃 Ephedrae Herba

【기원】 마황과 (Epheraceae)에 속하는 마황 *Ephedra sinica Stapf.* 또는 *E. distachya*의 지상경이다.

【효능】 발한해표(發汗解表), 선폐평천(宣肺平喘), 이수소종(利水消腫), 염한고표(斂汗固表)

【성분】 **alkaloids**: ephedrine, pseudoephedrine, ephedroxane, psedoephedroxane, ephedrine, N-methylephedrine, N-methylpseudoephedrine

기타 : 플라보노이드류, 타닌류, 글리칸류(ephedran A,B,C,D,E)

【약리작용】 진해·기관지분비 촉진작용과 소염작용 등이 있고 그외 adrenalin양 작용, 중추신경 흥분작용, 이뇨작용 및 혈당강하작용 등이 있다.

심혈관계의 영향 : 마황 alkaloid는 심근수축력을 증가시켜 심박 출량을 증가시킨다. 따라서 혈

압은 상승, TXA2의 생성을 억제 항혈소판 응집 작용이 있다.

중추신경계의 영향 : 수용성 추출물 4~6g/kg을 위내 투여하면 용량에 비례하여 자발운동을 항진, 호흡중추와 혈관 운동 중추의 홍분 작용을 유발한다. 이밖에 평활근, 골격근 긴장증가 및 해열작용, 항염, 담즙분비 촉진 작용도 있다.

【임상응용】 천식, 기침, 감기, 발열 등의 중요한 약이며 그외 부종, articular관절 류머티즘, 류머티스통에도 유효하다. 또 유뇨, 육혈, 소아 해천, 복통설사 등에도 쓰인다.

【처방】 **갈근탕(葛根湯)**: 태양병(太陽病)으로 열과 근육통을 동반하는 감기증세, 담마진 등 피부질환, 구강 및 이비인후과 영역의 제 염증 증세에 유효하다.

소청룡탕(小靑龍湯): 상한에 의한 表證의 특징인 감기, 기관지염, 기관지천식 등과 한담에 의한 해수 또는 엘러지성 비염 등에 유효하다.

【부작용】 두통, 불안, 실면, 홍민, 심계 유체, 대한부지 오심, 구통, 이명 등

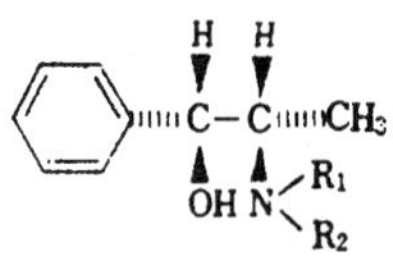

	R_1	R_2
(−)-norephedrine	H	H
(−)-ephedrine	CH_3	H
(−)-N-methylephedrine	CH_3	CH_3

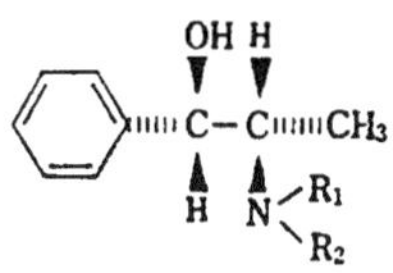

	R_1	R_2
(+)-norpseudoephedrine	H	H
(+)-pseudoephedrine	CH_3	H
(+)-N-methylpseudoephedrine	CH_3	CH_3

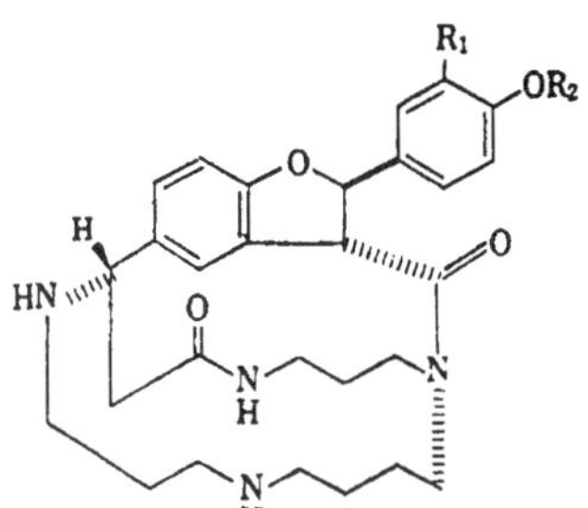

	R_1	R_2
ephedradine A	H	H
ephedradine B	OCH_3	H
ephedradine C	OCH_3	CH_3

【처방】

속명탕(續命湯): 부정기(扶正氣)의 효능이 있어서 중추성 운동실조 및 지각마비 등으로 인하여 몸을 가누지 못하고 정신이 혼미하며, 안면에 부기가 있을 때 유효하다.

마황부자세신탕(麻黃附子細辛湯): 양허에 의한 표한증(表寒證), 즉 열이 심하며, 오한이 나고,전신이 무력할 때, 그리고 감기, 기관지염, 급성신염 등에 유효하다.

마행의감탕(麻杏薏甘湯): 풍습의 침범에 의한 표열증(表熱證), 즉 땀을 흘린 후 갑자기 바람을 쏘이거나 추운 데서 오래 있어서 높은 열이 나고, 특히 밤이 되면 관절이 쑤시며 전신의 근육통이 동반되는 등의 증상에 유효하다.

84. 행인(杏仁) Armeniacae Semen

【기원】 장미과(Rosaceae)에 속하는 살구나무 *Prunus armeniaca* L. var. ansu Maxim. 또는 개살구나무 *P. mandshurica* Koch. var. *glabra* Nakai의 씨이다.

【효능】 지해평천(止咳平喘), 윤장통변(潤腸通便)

【성분】 **청산배당체**: amygdalin

효소: amygdalase(emulsin)

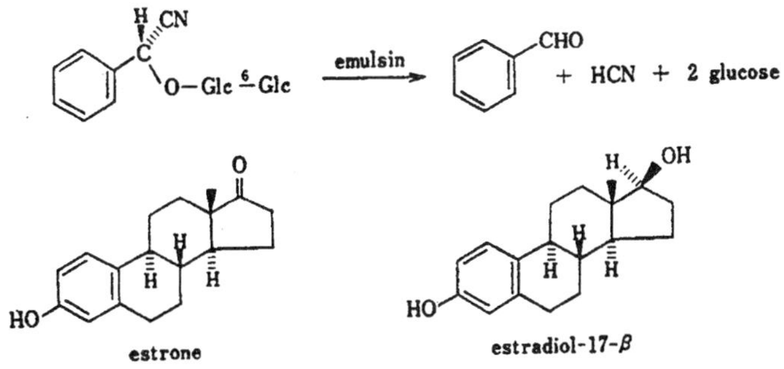

【약리작용】 amygdalin은 탁월한 진해평천작용과 함께 해열작용이 있다.

궤양 억제 작용이 있으며 항종양 작용이 많이 연구보고 되고 있다. 즉 행인 열수추출물은 *in vitro* 에서 자궁 경부암의 억제율을 70%까지 높이며 흰쥐에 육종을 접종 5일 후 amygdalin을 투여하니 치료가 진행되어 생존율을 증가시켰다. 이때의 항암기전은 amygdalin이 선택적으로 암세포를 사멸시키고 정상세포에는 무해하다는 주장이다. amygdalin 은 항종양약으로서 예방과 치료를 모두 구비하고 있다. 또 안식향이 진통작용을 하며 염증 억제 효과도 있다.

【중독작용】 amygdalin이 체내에서 분해되어 HCN을 유리하므로 용량에 주의해야 한다.

【임상응용】 급만성 호흡기 감염에 쓰이므로 감기, 기침, 객담 등의 요약이며 그외 혈액 및 체액결핍으로 인한 변비 농포(膿疱)등에도 응용된다.

【처방】 **청금강화탕(淸金降火湯)**: 폐위의 열이 울체되어 숨이 가쁘고 기침이 나고 목은 답답하지만 가래는 적으며, 얼굴이 붉어지고 입이 바싹 마른 증상에 유효하다.

85. 오미자(五味子) Schizandrae Fructus

【기원】 오미자과(Schizandraceae)에 속하는 오미자 *Schizandra chinensis* Bailon의 열매이다.

【효능】 염폐자신(斂肺滋腎), 생진염한(生津斂汗), 삽정지사(澁精止瀉), 영심안신(寧心安神)

【성분】 **Lignan** : schizandrin, deoxyschizandrin, gomisin A,B,C,D,E,F

Sesquiterpene : ylangene, sesquicarene

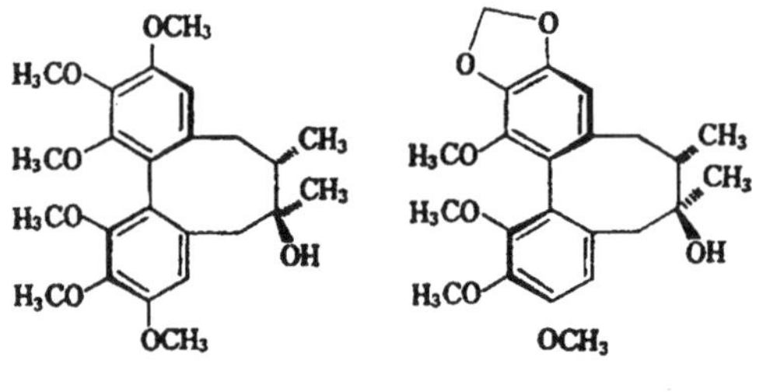

schizandrin gomisin A

【약리작용】 간기능보호작용 외에 중추신경억제, 진해, 항allergy 및 소염작용 등이 있다.

간기능 보호작용 : CCl_4에 의한 간손상을 lignan화합물에 현저하게 회복시켜 주며 각종 성분이 간의 약물대사 효소의 기능을 활성화 시키고 간의 해독기능을 강화한다.

항산화작용 : free radical에 의한 손상을 보호해 준다. 간세포막의 지질 과산화로 인한 손상을 보호하며 GOT, GPT 효소치를 감소시키고 간세포 부활을 높여 세포형태를 완성시킨다.

중추작용 : 정유성분은 mouse의 수면시간을 단축시키는 작용이 현저하며 schizandrin은 진통작용(초산 writhing억제)이 있다.

그 밖에 혈관확장작용, 호흡흥분작용, 항궤양 작용, 특이성 자극에 대한 신체방어기능 증강작용, 항균작용, 신장병변 개선 효과를 갖는다.

【임상응용】 기침, 객담, 천식 등에 의한 씨근거림, 허약, 정액루(精液漏), 유뇨, 빈뇨, 도한 등에 유효하며 그외 장기간의 설사, 이질, 황달, 갈증, 호흡중단 및 미맥 등으로 인한 체액의 훼손과 내열로 인한 당뇨, 심계항진, 불면증 등에도 유효하다.

【처방】 **소청룡탕(小靑龍湯)**: 상한에 의한 외한내음증(外寒內飮證), 즉 기침을 하며 호흡이 곤란하고 콧물이 많이 나서 코가 막히며, 전신에 열이 나고 쑤시며 두통과 오한이 동반하는 증상에 유효하다.

연령고본단(延齡固本丹): 오로칠상(五勞七傷)의 모든 허손증(虛損證) 즉 심신이 피로하고 몸이

야위며, 시력의 감퇴와 관절통이 동반되며 양위(陽痿, 여자의 경우 不姙) 증상이 올 경우 유효하다.

86. 세신(細辛) Asiasari Radix

【기원】 쥐방울과(Aristolochiaceae)에 속하는 쪽도리풀 *Asiasarum sieboldi F. Maekawa* 또는 민쪽도리풀 *A. heterotropoides F. Maekawa* var. *mandshuricum F. Maekawa*의 뿌리 및 뿌리줄기이다.

【효능】 거풍산한(祛風散寒), 통규지통(通竅止痛), 온폐화음(溫肺化飮)

【성분】 **정유**: methyleugenol, asaryl ketone, pinene, eucarvone, safrol, cineol, asarinin, limonene, 2, 4, 5-trimethoxy-1-alylbenzene, tadecane, elemicin, 3, 4, 5-trimethoxy-toluene

lignan: aearinin

alkalaid: higenamine

산아미드: peritolin, 2*E*, 4*E*, 8*Z*, 10*E*-*N*-isobutyl-2, 4, 8, 10-dodecatetraen amide,

【약리작용】 해열, 진통, 진정작용을 정유의 중추억제작용에 의해 일어나는데 세신정유 0.5ml/kg을 토끼나 mouse 위내 투여하면 진통효과를 나타낸다.

carragenan 족 부종, formaldehyde 에 의한 관절 종창, 파두유에 의한 귀부종에 현저한 항염작용이 있다.

심장의 관상동맥 혈류량을 증가시켜 심장기능을 항진시키며 혈관 확장으로 혈압을 강하시킨다.

부신피질 홀몬양의 광범위 생리작용으로 강심, 혈관확장, 평활근이완, 지질대사 증강, 혈당 상승등의 신진대사 기능을 항진한다.

항변태작용, 자궁억제 작용 항균작용등이 있다.

【독성】 **급성**: 정유를 마우스 복강내 주사를 하면 LD50은 247mg/kg이다.

만성: 정유의 소량을 장기간 투여하면 28%에서 간암이 발생하거나 간·신의 지방변성이 중독증상으로 나타난다.

【임상응용】 발열, 두통, 기침, 감기, 객담, 만성기관지염 등과 부종, 류마티스성 관절염, 구강궤양, 치통 등에 유효하다.

【처방】 **소풍산(消風散)**: 창양(瘡瘍) 및 풍열로 습진, 풍진, 담마진 등 반점이 때때로 생기며 한포(汗疱) 또는 아토피성 피부염에 유효하다.

소청룡탕(小靑龍湯): 상한에 의한 외한내음증(外寒內飮證), 즉 기침을 하며 호흡이 곤란하고 콧물이 많이 나서 코가 막히며, 전신에 열이 나고 쑤시며 두통과 오한이 동반하는 증상에 유효하다.

마황부자세신탕(麻黃附子細辛湯): 양허에 의한 표한증(表寒證), 즉 열이 심하며, 오한이 나고, 전신이 무력할 때, 그리고 감기, 기관지염, 급성신염 등에 유효하다.

강활유풍탕(羌活愈風湯) : 간신(肝腎)이 虛하고 근골이 약하여 어둔증(語鈍證)과 반신불수 등의 증상에 동맥경화, 고혈압, 구안와사(口眼喎斜) 등이 있을 때 유효하다.

87. 상백피(桑白皮) Mori Radicis Cortex

【기원】 뽕나무과(Moraceae)에 속하는 뽕나무 *Morus alba* L. 또는 산 뽕나무 M. bombycis의 뿌리껍질이다.

【효능】 사폐평천(瀉肺平喘), 이수소종(利水消腫)

【성분】 **triterpenes**: α- 및 β-amyrin, betulinic acid

Flavonoids: morusin, mulberrin, mulberrochromene, cyclomulberrin, cyclomulberrochromene, kuwanon A~G

Coumarins: umbelliferon

기타: moran A

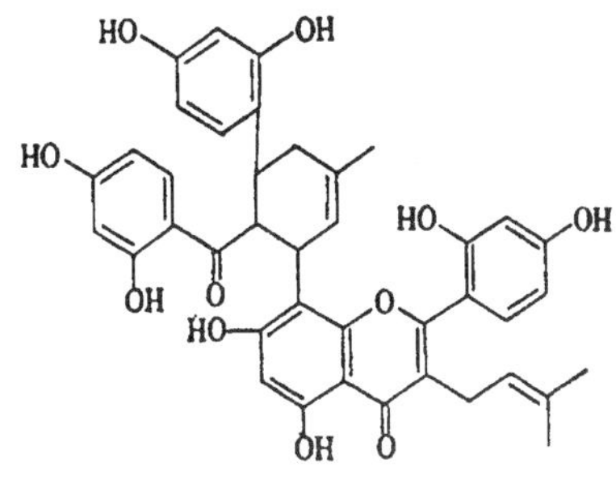

kuwanon G

【약리작용】 상백피의 90% ethanol 엑스의 약리작용을 검토하였다. 토끼 귀정맥내 적용으로 현저한 혈압강하를 관찰할수 있었으며, Atropine는 이를 길항하였다. 개구리 적출심장에 운동억제작용, 토끼 귀 혈관표본에 확장작용, 개구리 후지 혈관표본에 수축작용을 볼 수 있고 또 토끼 적출소장 및 자궁에 대하여 촉진작용이 있다. 부교감 신경말초를 흥분하여 acetylcholine 유사 작용이다. 상백피의 물, methanol, 가용부에서 초산법에 의한 진통작용, 사하작용 및 Carrageenin 족저부종억제 작용(흰쥐)을 나타낸다. 복수암 sarcomal 80을 사용하여 총세포용적법에 의해 상백의 열수추출분획에 약간의 항종양 활성을 인정하고 있다. moran A는 혈당강하 작용이 있다.

【임상응용】 기침, 객담 증상과, 배뇨곤란 및 변비에 유효하다.

【처방】 **분신기음(分心氣飮)** : 기울(氣鬱) 및 수울(水鬱)로 인하여 화를 잘 내고 근심 걱정이 많으며 가슴이 답답하고, 입맛이 없고 사지가 나른하며 변비가 수반되는 등의 증상에 유효하다.

황기별갑탕(黃耆別甲湯), 화개산(華蓋散), 오호탕(五虎湯), 청폐탕(淸肺湯)

88. 소엽(蘇葉) Perillae Herba

【기원】 꿀풀과(Labiatae)에 속하는 차조기 *Perilla shikokiana* Nakai 또는 *P. frutescens* Brit.의 잎 및 끝가지이다.

【효능】 발한해표(發汗解表), 행기관중(行氣寬中), 해어해독(蟹魚解毒)

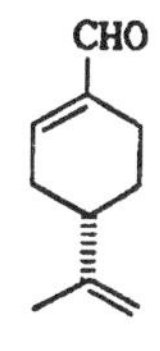

(−)-perillaldehyde

【성분】 **정유**: perillaldehyde, limonene, α- 및 β-pinene, 3-octanol, 1-octen-3-ol, linalool, caryophyllene, α-farnesene, 8-*p*-menthen-7-ol, *l*-perillalcohol

Anthocyanin: cyanin, cyanin-*p*-coumarate, shisonin

Flavonoid: apigenin(및 배당체), luteolin(및 배당체)

【약리작용】 해열작용(전제)이 탁월하며 그외 수면연장(물추출물, 메탄올추출물, perillaldehyde), 진정작용(물추출물), 항궤양작용(50% 메탄올추출물)과 항진균작용(perillaldehdye 및 citral) 등이 알려져 있다.

【임상응용】 기침 및 천식등으로 씨근거림, 열병 및 기침과 메스꺼움을 동반하는 감기 등에 유효하고 그외 어해(魚蟹)중독, 객담, 변비, 임신오저 및 흉부팽창 등에도 응용된다.

【처방】 **삼소음(蔘蘇飮)**: 체허기약(體虛氣弱)으로 인하여 기침, 가래, 콧물 및 오한 등을 수반하는 전신통, 인후통 및 복통 등에 유효하다.

89. 진피 〔陳皮 : 귤피(橘皮)〕 Aurantii nobilis Pericarpium

【기원】 산운향초과 (Rutaceae)에 속하는 귤 *Citrus unshiu* Markovich 의 성숙한 과피이다.

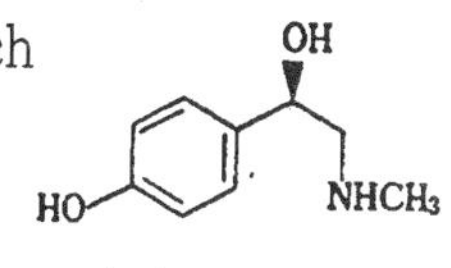

(−)-synephrine

【효능】 이기건비(理氣建脾), 조습화담(燥濕化痰)

【성분】 **정유**: *d*-limonene

Flavonoid : hesperidin

Phenolamine : synephrine

【약리작용】 진피의 열수추출 액스를 사용하여 흰쥐 적출자궁근에 대하여 항serotonin작용을 검토하고, 교감신경 작동성 물질인 synephrine의 존재를 확인하였다.

【임상응용】 소화불량, 식욕감퇴, 惡心 및 구토 등에 유효하고 기침 , 객담 등을 동반하는 감기에도 응용된다.

【처방】 **평위산(平胃散)**: 비양(脾陽)이 순조롭지 못하여 한습(寒濕)이 적체됨으로서 복부팽만감이 있고 신물이 올라오며 트림이 나고, 속이 메스껍고 구역질이 나서 식욕이 감퇴되며 설사가 수반되어 온몸이 나른해 지는 등의 증상에 유효하다.

소풍산(消風散): 창양(瘡瘍) 및 풍열로 습진, 풍진, 담마진 등 반점이 때때로 생기며 한포(汗疱) 또는 아토피성 피부염에 유효하다.

인삼양위탕(人蔘養胃湯): 비양(脾陽)이 순조롭지 못하여 한습(寒濕)이 적체됨으로서 상복부가 팽만하고 복통이 있으며 속이 메스껍고 식욕이 감퇴하며, 구토와 설사가 수반되며 온몸이 나른해 지는 등의 증상에 유효하다.

분심기음(分心氣飮): 기울(氣鬱) 및 수울(水鬱)로 인하여 화를 잘 내고 근심 걱정이 많으며 가슴이 답답하고, 입맛이 없고 사지가 나른하며 변비가 수반되는 등의 증상에 유효하다.

대금음자(對金飮子): 상복부 팽만감이 있으며 속이 메스껍고, 가슴이 답답하며 구토, 설사가 동반되며 팔다리가 무겁게 느껴지는 증상에 유효하다.

청금강화탕(淸金降火湯): 폐위의 열이 울체되어 숨이 가쁘고 기침이 나고 목은 답답하지만 가래는 적으며, 얼굴이 붉어지고 입이 바싹 마른 증상에 유효하다.

90. 패모(貝母) Fritillariae Bulbus

【기원】 백합과(Liliaceae)에 속하는 패모 *Fritillaria thunbergii* Miquel 또는 *F. ussurinensis* 의 인경이다..

【효능】 화담지해(化痰止咳), 청열산결(淸熱散結)

【성분】 **Alkaloids**: peimine(verticin), peiminine(verticinine), isopeimine, peimisine, peimiphine, peimidine, peimitidine, baimonidine, isobaimonidine, verticine *N*-oxide, verticinine *N*-oxide, Fritilline peiminoside steroid: propeimin

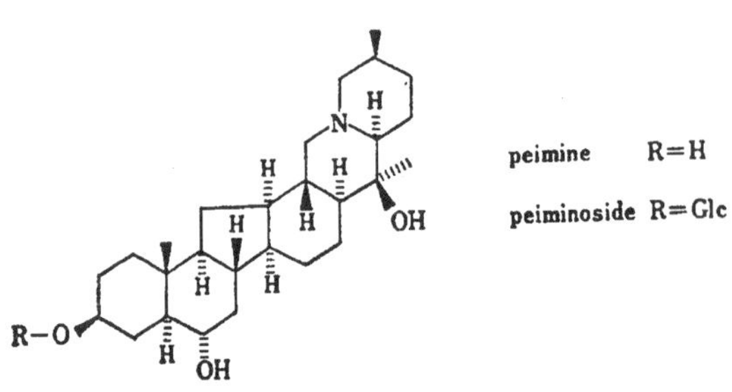

【약리작용】 진해작용(peimine, peiminine)이 강하고 그외 atropine작용(alkaloid)과 혈압강하작 peiminoside) 등이 알려져 있다.peimine(P) 및 peiminoside(P-G)의 mouse에 있어서 LP_{50}을 측정하여 P=6~8mg/kg, *i, v,* P-G=32~68mg/kg, *i, v* 이다. P・P-G 모두 개, 고양이, 토끼에서 혈당강하한다. 혈압강하 작용을 경부미주신경 및 동신경을 절단후에 발현되고 개경동맥폐쇄에 의해 혈압상승을 P-G 5~10mg/kg 에서 특히 영향을 주지않았다. 개흉(開胸) 개의 좌관상동맥주사는 P-G 2mg을 혈압에 영향을 주지 않고, 심박수와 관혈류량을 지속적으로 증가되나 P2mg에서는 심박수의 경도의 감소를 볼 수 있다.

【임상응용】 풍열, 열담 등으로 인한 기침, 폐농양, 유선염 및 연주창 등에 유효하며 그외 우울증 등에도 응용된다.

【처방】 괄루지실탕(括蔞枳實湯), 길경백산(桔梗白散), 청폐탕(清肺湯)

第七章

消化器 疾患의 藥物

7

消化器 疾患의 藥物

오심(惡心), 구토(嘔吐), 하리(下痢), 변비(便秘), 고장(鼓腸), 구갈(口渴), 구건(口乾), 구취(口臭), 미각이상(味覺異常), 식욕부진(食慾不振), 구설동통(口舌疼痛), 구내염(口內炎), 복부팽만감(腹部膨滿感) 등에 사용되는약물

92. 생강(生薑) Zingiberis Rhizoma

【기원】 생강과(Zingiberaceae)에 속하는 생강 *Zingiber officinale* Roscoe 의 근경을 그대로, 또는 주피를 벗기고 乾燥한 것이며, 乾薑은 蒸乾한 것이다.

【효능】 발한해표(發汗解表), 온중지구(溫中止嘔), 화담지해(化痰止咳)

【성분】 **정유** 0.25-0.3% : 주성분의 zingiberene 외에 bisabolene, camphene, α- pinene, cineol, β-phellandrene, myrcene 등이다. 또한 **신미성분** 0.6-1.0% : gingerol, shogaol, zingerone (gingerol의 artifact) 등이다.

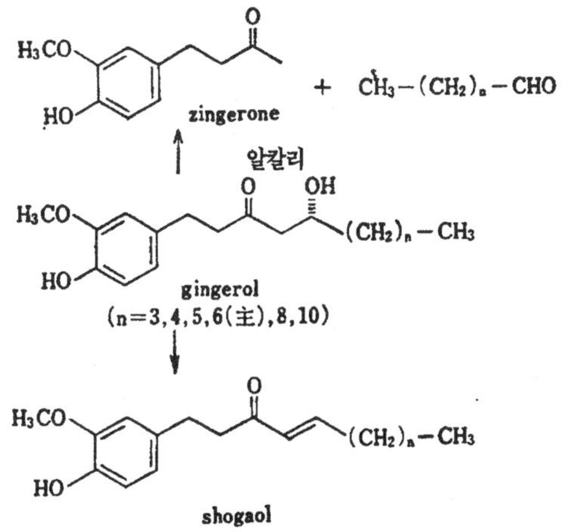

【약리】 **zingerone** : 토끼에 100mg/kg *i.v.* , 개구리에 150-200mg/kg *i.v.* 투여하면 중추 억제상태, 운동장애가 있다. 마취 토끼에서의 같은 용량 투여는 혈압강하, 심박감소를 일으키고, 개구리 후지혈관을 확장시키고, 골격근을 마비 시킨다.

소정낭의 PG synthetase에 의한 arachidonic acid로부터 PG E2, F2X의 합성을 촉진시킨다 (0.52mM). 이 반응은 glutathione 공존인 때는 증대된다.

정유 : 신선근경의 수증기 증류에 의한 정유분(0.095%)는 적출 mouse 소장에서 papaverine의 약 10%정도의 진경작용이 나타난다.

엑스 : 에델엑스는 달팽이 신경절세포막에 대한 current-voltage relation에서 탈분극측에서의 外向으로 ion流의 감소를 나타낸다. 물 엑스(시판 생강) 360mg/kg s.c.는 구속 수침 스트레스 (15° , 5hr) 부하 mouse의 위궤양은 억제하였으나, 120mg/kg s.c. 및 1.2g/kg p.o.는 유의성이 없었다. 동결 건조 분말품은 달팽이 적출 腹足神經節의 자발 방전과 pentetrazole에 의해야기된 phasic 탈분극을 2×10^{-2}g/ml에서 억제한다. 또한 개구리 좌골신경에서 활동전위를 2×10^{-2}g/ml에서 억제하고, 이 효과는 0.5% procaine 용액의 약 70%(억제시간)이 있다. 물엑스를 sarcoma 180의 복수担癌 mouse에 100mg/kg/day, 5일 연속투여로 종양생장율을 17.8%로 억제한다. 이 때 vinca alkaloid를 함유하는 長春花의 것은 4.3%이다.

생강즙 : 개에다 $CuSO_4$ 경구 투여하여 야기된 구토에 대해서 생강즙의 10-50%액 30ml/day p.o.는 억제되고, 이 때 apomorphine에 의한 구토는 억제되지 못한다. 搾汁은 전분을 소화할 수 있어 사람 타액과 섞어서 활동시키면 그 소화 능력은 상승적으로 증강한다.

【임상응용】 嘔吐, 吃逆, 咳

【처방】 황금가반하생강탕(黃芩加半夏生薑湯), 치자생강시탕(梔子生薑豉湯), 소반하가복령탕(小半夏加茯苓湯), 생강사심탕(生薑瀉心湯)

93. 반하(半夏) Pinelliae Rhizoma

【기원】 천남성과(Araceae)에 속하는 끼무릇 Pinellia ternata Breitenbach의 근경의 외피를 제거시켜 건조시킨 것이다.

生半夏 : 여름과 가을에 채취하여 볕에 말린 것

淸半夏 : 백반으로 조제한 것

薑半夏 : 생강과 백반으로 조제한 것

法半夏 : 백반, 석회, 감초, 생강을 넣어 포제한 것

半夏麴 : 강반하를 가루로하여 밀가루, 적소두, 행인등을 넣어 발효시켜 누룩으로 만든 것

【효능】 조습화담(燥濕化痰), 강역지구(降逆止嘔), 소비산결(消痞散結)

【성분】 **phenol류** : homogentisic acid, homogentisic acid glucoside, 3,4-dihydroxy-benzaldehye, 3,4-dihydroxy-benzaldehye diglucoside

alkaloid : (-)-ephedrine

amino acid : arginine, aspartic acid, glutamic acid, serine, glycine, ornitine

당류 : D-glucose, D-glucuronic acid, L-rhamnose, β-sitosterol. β-sitosterol glucoside, choline, palmitic acid

【약리작용】 고양이에 반하나 phytosterin을 복용시키거나, 후자를 피하주사한 후 apomorphine을 주사 혹은 황산동을 복용시키는 경우, 소량에서는 구토를 방지한다. 구토제가 다량인 경우에는 반하나 phytosterin의 대량투여에도 진토작용이 없다. 반하 및 pytosterin은 구토중추의 흥분을 진정시키는 것에 의하여 진토작용을 나타내며, 이의 작용은 미약하다.

반하의 전제를 개에 경구투여하는 경우, 황산동 및 염산아포몰핀에 의한 최토작용을 억제하며, 이의 최소 유효량은 3g/10kg이다. 이의 진토작용은 반하중의 phytosterin이 아니고, 수용성 glucuronic acid 유도체로 일종의 수용성 배당체로써, 이 성분은 쥐를 사용한 독성실험에서 황산 strychnine 및 acethylcholin에 대한 해독작용이 있다. 또한 반하는 한방에서 인후통의 억제에 사용하므로 토끼의 타액분비작용에 대한 검토를 한 결과, 반하전제의 경구투여에 의하여 처음에는 타액수분을 증가시키나, 점차 감소하며, 이 감소는 pilocarpine을 주사한 토끼에 비하여 완만하다. 이 타액분비 항진작용을 나타내는 성분은 반하알카로이드로써, 이에 의하여 인후통을 완하시키는 것으로 추정하고 있다. 한편 다른 결과로는 황산동 구토실험을 개와 고양이를 사용하여 수행한 것이다. 반하말 1g을 증류수에 현탁시켜 10분간 끓여 실온에서 40㎖가 되게 한 것을 시료로 한다. 투여량은 개에서는 40㎖, 고양이는 10㎖로 한다. 황산동의 경구투여전에 (개는 15분, 30분, 고양이는 15분) 시료를 경구투여 실험한 결과, 어떠한 경우에도 진토작용을 인지할 수 없으므로, 황산동의 구토에 대한 진토작용은 있다고 볼 수 없다.

또한 다른 연구에서는 반하의 계통추출분획에 대한 진토활성성분을 검토하였다. 메추리 장관을 이용하여 이완작용을 나타내는 분획분에서 ephedrine을, 수축작용을 나타내는 분획분에서 choline을 얻었다. 직장을 우선 histamine-2HCl 10^{-7}g/㎖으로 수축시키고, 약 5분후에 이완작용을 나타내는 약물을 투여한 다음 약물에 의하여 장이 수축으로 복원하는 것을 관찰하는 방법에서 ℓ-ephedrine-HCl(10^{-6}g/㎖)은 41.7%의 효과를 나타냈다.

휘발성알카로이드는 약리적으로 coniine, nicotine의 작용과 유사하다.

【임상응용】 鎭嘔, 鎭吐, 진정, 거담, 오심, 구토, 咽喉腫痛, 임부오심, 일반적으로 생강과 같이 사용

【처방】 연년반하탕(延年半夏湯), 소청룡탕(小靑龍湯), 소반하가복령탕(小半夏加茯苓湯), 반하사심탕(半夏瀉心湯)

94. 현초(玄草) Geranii Herba

【기원】 쥐손이풀과 (Geraniaceae)에 속하는 이질풀 *Geranium thunbergii* Siebold et Zuccarini 및 동속근연식물의 꽃이 필때의 지상부이다.

【효능】 수렴지사하리(收斂止瀉下痢)

【성분】 *tannin* 50~70% :geraniin, dehydrogeraniin, furosin. 기타 quercetin, kaempferol 7-rhamnoside, kaempferin, succinic acid, gallic acid,

brevifolin, corilagin, pyrogallol, ellagic acid, undecaacetate corilagin, nonamethylethercorilagin 등 이다.

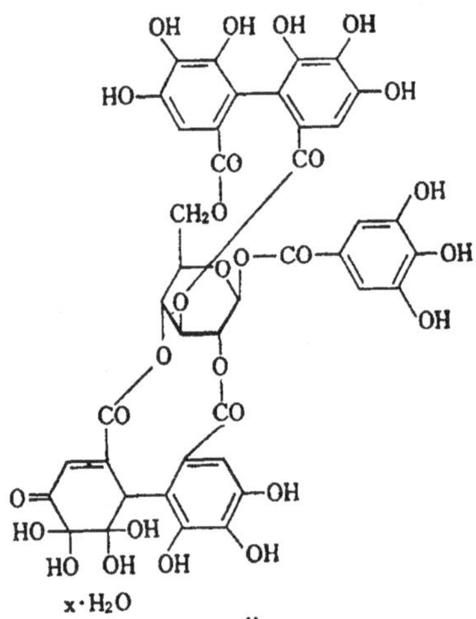
geraniin

현초를 전제로 할 때 주성분인 geraniin은 위와 같은 물질을 생성하지만 그 조건에 따라 조성은 현저히 다르다.

【약리작용】 일반적으로 탄닌산 함유생약은 선유질, 고무질에 싸여있어 소장에서 용해되거나 분해되기 어려우므로 대장에서 수렴 작용을 나타낸다. 또한 위장에서의 자극작용도 적으므로 지사약으로 사용된다. 현초는 이러한 뜻에서 우수한 지사약으로 민간에서 널리 애용되고 있다. 유효성분인 tannin의 실체가 최근에서야 명확히 밝혀 진 바, 약효의 실험적 증거는 충분하지 않다.

소화관에 대한 작용: 현초제제는 장의 긴장도를 높임과 아울러 종주근운동을 억제한다. 이의 긴장증가는 장평활근에 대하여 직접작용이며, 종주근의 운동억제는 교감신경의 흥분에 의한 것으로 생각된다.

또한 십이지장 및 소장의 연동을 억제하며, 맹장에서는 희석전제에서 逆蠕動, 농후전제에서 直蠕動을 촉진한다고 한다. 대장에서는 농후전제만이 연동을 촉진한다.

Geraniin의 수렴활성 : 현초의 탄닌은 대부분이 geraniin의 tannin에 의한 것으로 확인되었으며, 이의 단백질과의 결합성등 상세한 특성이 조사되어 있다. geraniin은 황색 결정으로 이를 맛보면 실질적인 떫은 맛은 없다. geraniin의 순품은 물에 전혀 녹지않으므로 떫은 맛을 느낄 수 없는 것으로 생각되며, 에타놀에 녹인 것과 같이 처리한 약전 탄닌과 미각을 비교하면, 후자의 현저하게 떫은 맛에 비하여 geraniin의 떫은 맛은 매우 적다. 이러한 현상에도 불구하고 단백질과의 결합을 지표로하여 측정한 geraniin의 tannin 활성치에서는 약전 탄닌산에 비교하여 현저한 차이가 없다. 즉, 혀에 느끼는 자극적인 떫은 맛의 강약과 단백질의 결합량을 지표로하여 측정한 탄닌의 활성과는 다른 것으로 보여진다. 소화기벽에 대한 자극성은 지사약으로 좋은 성질은 아니므로, 단백질과의 결합력은 충분히 강하고, 자극성이 적은 탄닌이 있다면, 소화기질환의 약으로써 적당하다고 생각한다.

항균작용과 기타작용 : 현초는 dysentery, typhoid bacteria, E. coli 에 대하여 살균작용이 있다. 하지만 이의 산성을 중화하면 살균작용이 소실되므로 알카리성인 장관내의 살균작용은 인정하기 어렵다. 기타 심장에 대한 박동수 감소작용과 이에 수반되는 수축력의 증대가 보고되어 있다. 또한 대량 사용하여도 부작용이 없으며, 식욕에도 영향이 없다는 보고도 있다.

【임상응용】 정장지사약, 건위 정장약, 수렴지사약, 茶의 대용으로도 사용. 상용해도 변비와 무관하며 대량 섭취하여도 부작용이 없다.

【처방】 현초산(玄草散)

95. 대황(大黃) Rhei Rhizoma

【기원】 마디풀과(polygonaceae)에 속하는

금문계 4종
- 금문대황 *Rheum palmatum* L.
- 장군풀 (한국대황) *R. coreanum* Nakai
- 서대황 *R. tanguiticum* Max.
- 운남대황 〔아황(雅黃), 당대황, 마재대황〕 *R. officinale* Bailon의 근경이다.

【효능】 사열통변(瀉熱通便), 양혈해독(凉血解毒), 축어통경(逐於通經)

【성분】 **dianthrone glycoside** ; sennoside A-F

anthraquinone 유도체 ; chrysophanol, emodin, aloe-emodin, rhein, physcion, citreorosein, chrysophanol-1-및-8 glucoside, emodin-1- 및 8-glucoside, aloeemodin 8-gluc-oside, rhein 8-(6′-oxally)-glucoside

stilben glycosides ; rhaponticin(rhapontin), 3,4,5′-trihydroxy-stilbene 4′-glucoside, 6′-gallate 등

naphthalene glycosides ; torachrysone-8-glucoside, 6-hydroxymusizin 및 6-hydroxymusizin-6′-oxallate등

phenylbutane glycosides ; lindleyin,

tannin ; rhatannin I,II, glucogallin, 2′-O-cinnamoyl-glucogallin, 1,2,6-trigalloyl glucose,(+)-catechin, (-)-epicatechin, (-)-epicatechin-3-O-gallate, procyanidin-1, 3-O-gallate, procyanidin-2, 3′-di-O-gallate 등.

기타 : chromone, 지방산, 미량의 정유, starch등 함유한다.

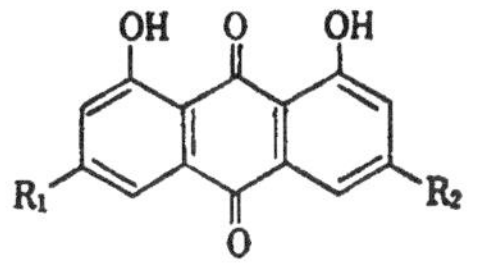

chrysophanol $R_1=H, R_2=CH_3$, aloe-emodin $R_1=H, R_2=CH_2OH$
emodin $R_1=OH, R_2=CH_3$, citreorosein $R_1=OH, R_2=CH_2OH$
physcion $R_1=OCH_3, R_2=CH_3$, rhein $R_1=H, R_2=COOH$

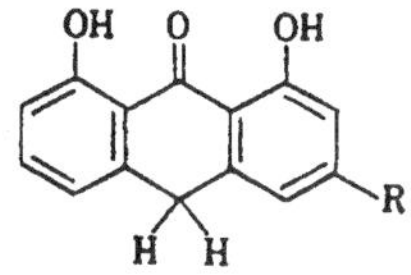

rhein anthrone $R=COOH$
aloe-emodin anthrone $R=CH_2OH$

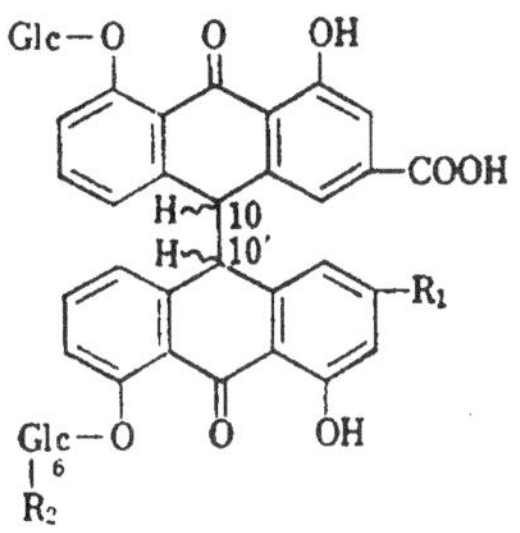

	R_1	R_2	10−10′
sennoside A	COOH	H	threo
sennoside B	COOH	H	erythro
sennoside C	CH_2OH	H	threo
sennoside D	CH_2OH	H	erythro
sennoside E	COOH	COCOOH	threo
sennoside F	COOH	COCOOH	erythro

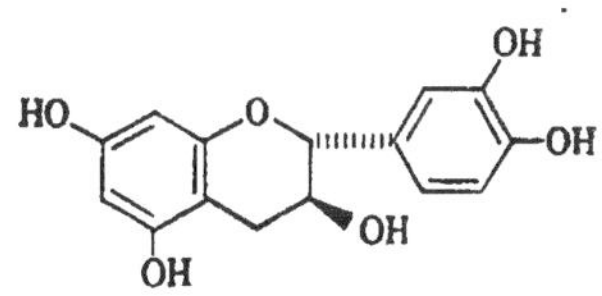

(+)-catechin

【약리작용】 대황말, 대황엑스 또는 대황성분의 사하작용에 대하여는 1900년초 부터 시작되어 다수 연구되었다. 이 결과 1950년대 까지는 anthraquinone류가 대황의 사하활성에 관여하며, 특히 결합형 rhein (rhein glycoside)형 물질이 활성이 있다고 하였다. 또한 대황의 유효성분은 고온처리에 의하여 이의 활성이 대폭 감소한다고 보고되어 있다.

mouse 실험에 의한 사하효과와 이의 성분의 검색, 분리정량에서 좋은 대황은 결합형 rhein의 함량이 높으며, 각종 기원의 대황의 사하활성과 결합형 rhein의 함량과 상관관계가 있으나, 각각 성분의 작용의 총합은 대황엑스의 활성에 비하여 매우 약하다. 한편 사하생약 senna 성분으로써 1950년부터 차차로 sennoside류가 분리되어 강한 사하활성이 밝혀졌으며, 대황으로부터도 sennoside A가 분리됨으로써 대황의 사하활성에 중요한 역할을 하였다. 이의 결과 약용가치가 높은 대황은 총 sennoside 량이 많은 것으로 나타내어 대황의 사하작용의 주성분으로 sennoside 류를 지적하는 것에는 문제가 없으나, 유효성분의 총합이 생약의 활성에 상응하지는 않는다.

또한 쥐를 사용하여 사하효과의 용량반응곡선을 얻는 방법을 확립하여 대황의 사하활성을 검정한 결과 이의 작용은 소장부위가 아니고 대장부위에 있는 것으로 결론하였으며, chloramphenicol을 처리한 쥐의 실험에서 활성이 대폭 감소하는 것으로 보아 sennoside A는 장내 세균에 의하여 가

수분해되어 sennidin A 로써 활성을 나타내는 것으로 나타났다. 이 외에 장내세균에 의하여 활성물질로 변환하는 것에 대한 많은 연구가 진행되어 실질적인 활성물질로써 oxyanthraquinones, anthron form, rhein, rhein anthrone rhein anthrone glucoside 및 rhein의 사하활성을 비교한 결과 rhein, anthrone, rhein을 제외하고는 chloramphenicol처리에 활성의 저하를 알게 되었다.

대황의 전신적 영향으로는 혈청성분 (전해질, albumin, bilirubin, cholestrol 등)은 감소하지만 혈구수에는 영향이 없으며, 혈청성분에서도 당등은 감소되지 않았다. 뇨중 Na은 감소하였으나, K, Cl은 증가하는 경향을 보였다. 신중량, 신기능검사, 간중량, 간기능검사등에서는 전혀 이상이 없었으며, 비중량에서는 감소가 보여지나, 기타의 장기에서는 조직학적 기능적 이상이 인정되지 않는다. 비중량에서도 40일 투여시에 감소가 인정되나, 3개월 연속투여에서는 중량적으로도 조직학적으로도 정상으로써, 독성실험의 결과로는 안전한 약물로 결론하였다.

65종의 한방방제엑스 20mg/rat를 복강내 투여하여 6시간후의 혈청성분에 대한 검토를 한 경우, 대황을 함유한 삼황사심탕, 을자탕 및 기타 4가지의 방제에서 뇨중 혈중뇨소질소(BUN) 치의 저하와 총cholesterol(T. Chol)의 상승이 나타났다. 이러한 방제에 포함된 19종의 생약중 15종에 대한 BUN과 T. Chol.의 영향을 검토하여 가장 현저한 작용을 나타낸 대황에 대하여 상세히 검토한 결과, 대황의 BUN 저하작용은 혈장 및 간조직에서의 유리 아미노산의 감소에 의한 뇨소합성의 저하에 기인된 것으로 추정하였다. 또한 뇨소 사이클 효소계의 억제, 뇨소 사이클 조절인자로 생각되는 N-acetyl-glutaminic acid 및 ornithin의 감소, 혹은 hormone 개입한 것으로도 생각되고 있다.

기타 대황 및 대황성분에 대하여는 토끼에 대황 4g/40mℓ 엑스를 매일 2mℓ식 경구투여한 결과, cholesterol 대 인지질량비(TC/TP)가 2일 경과한 다음 일시적으로 증가한 경향이 인지되었고, 일주간 후에는 정상으로 회복되었으며, cholesterol 부하 토끼에서는 cholesterol 중지후에 빠르게 TC/TP 치가 정상으로 되었다. 대황의 2% 용액을 토끼의 귀정맥에 0.5mg/kg 투여하여 이뇨작용이 확인되었고, 자궁운동에 대하여는 소량에서는 진자운동 및 tonus에 현저한 변화는 없으나 대량에서는 운동억제를 하였다.

대황중의 탄닌성분인 d-catechin에 대하여 검토한 결과, 토끼 적출 귀혈관을 수축하여 혈압을상승과 호흡을 크게 하였고, 장관은 일과성의 긴장상을 나타내었다. 심장운동에서는 진폭축소, 박동수를 증가시킨다. adrenaline의 귀, 장관 및 심장에 대한 작용을 증가시켰으나 혈압은 감약하였다.

catechin은 adrenaline을 기질로하는 tyrosinase활성을 증강하여 tyrosine decarboxylase 활성을 저해하였다. 또한 acetylcholine 작용은 catechin으로 증강되지만, cholinesterase 활성에는 관계가 없었다. 한편 histamine의 작용을 감약시켰다. histaminase 활성은 영향이 없으나, histidine decarboxylase 활성은 저해되었다. hyaluronidase 활성도 저해하였다. 각

장기 산소 섭취는 심근의 저해가 현저하고 다른 것에는 영향이 없다. catechin 투여에 의한 혈당치의 저하가 인정되었으나, lanolin의 병용에 의하여 혈당하강작용이 소실하였다. 조직학적으로 심근섬유는 일반적으로 부종성에서 저산소성 병변이 인정되고, 간에서는 간세포원형질의 담명화(淡明化) 및 지질변성이 인정되었다. 또한 catechin은 복수간암세포에 대하여 제암작용이 추정되어 있다. 중국에서는 항균활성 항진균활성, 항종양활성에 대하여 보고하고 있다.

【임상응용】 변비, 발열성의 감염성질환, 세균성하리, 급성결막염, 상기도염 등 상반신의 血熱에 사용함. 화농성질환 및 구내염에 외용, 자궁수축, 골반내 충혈을 증강하므로 임신중, 월경기간중에는 사용않는 것이 좋다. 또한, 사하작용을 목적으로 사용하는 경우는 오래 닳이지 않는 것이 좋고, 淸濕熱에 사용하는 경우에는 오래 닳이는 것이 좋다고 한다.

소량은 건위제, 대량은 완하약, 사하약, 고혈압용약, 해열소염진통제, 피부질환용약 처방에 배합.

【처방】 대황감초탕(大黃甘草湯), 대황부자탕(大黃附子湯), 대황목단피탕(大黃牧丹皮湯), 대승기탕(大承氣湯)

96. 지실(枳實) Aurantii Fructus Immaturus

【기원】 운향과 (Rutaceae)에 속하는 탱자 *Poncirus trifoliata Paf.* 채 익지 않은 열매를 그대로 또는 반으로 자른후 건조한것이다.

【효능】 파기소적(破氣消積), 화담제비(化痰除痞)

【성분】 **정유** : (+)-limonene, linalool, citral

flavonoids : hesperidin, neohesperidin, naringin, poncirin

coumarins : umbelliferone, auraptene, sitroptene, imperatorin, isoimperatorin, isoponcimarin을 함유한다.

기타 : citric acid, (-)-synephrine

【약리작용】 지실은 현대의약으로는 방향성 고미건위약으로 사용되고 있어 특이한 약리작용을 추구한 연구는 적다. Flavonaid는 일반적으로 모세혈관의 취약성을 증가시켜 상태를 정상으로 회복 유지시킨다고 한다. 이의 효과는 피부에 음압(音壓) 또는 양압(陽壓)에 의하여 생기는 자반(紫斑)을 수치화한 자반계수를 저하시키는 것으로 확인되었다. 그러나 한방에서의 용법은 이뇨 및 완하제로써 心下, 肋骨弓下 및 직장근의 결실(結實)의 독을 제거한다는 것으로 흉만, 흉통, 복통에 사용되고 있다. 따라서 Flavonoid의 약효와 본제의 한방용법을 결부시키는 것은 현시점에서는 곤란하다. 다만 많은 Flavonoid가 약간의 진경작용을 갖고 있어, 흉이나 복통 등에 대하여 용법을 일부 설명하고

있는지도 모른다.

장관작용 : 지실은 후박과의 배합이 많으며 후박삼물탕, 후박칠물탕 등의 처방이 있다. 이 점에서 적출장관에 대한 지실의 작용을 조사하였다.

토끼 적출장관의 magnus법에 의한 운동기록실험에서는 지실엑기스 10,000배 희석에서 자동수축의 진폭이 인정되었다. acetylcholine, histamine에 의한 장관수축도 현저히 억제되었다. 실험을 총괄적으로 보면 약물 등에 의한 이상수축은 잘 억제하며, 자동운동의 조절은 신속하다. 후박과 지실은 공히 "胸滿, 복통을 치료한다"고 기록되어 있지만, 약성에서는 후박은 溫, 지실은 寒하다는 차이를 이러한 실험의 관점에서 관찰된다.

항Allergy작용 : 감작 몰못트의 폐에서 항원에 의하여 유리된 Anaphylax-mediator를 지표로 한 생약의 항Allergy작용을 검토한 연구가 있다. 시험한 생약 32종에서 지실은 비교적 강한 군에 속한다. 즉, 이의 실험에서 유리량을 60%이하 까지 억제한 것으로 물엑스는 지실과 방기 밖에 없으며, 알콜엑스는 세신, 지실, 마황이다. 지실의 항histamine 작용은 인정되지 않는다.

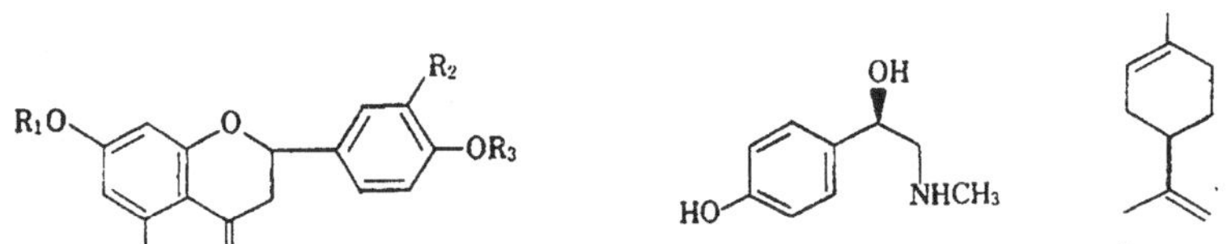

	R1	R2	R3
hesperidin	Rha-6-Glc-	OH	CH_3
naringin	Rha-2-Glc-	H	H

(−)-synephrine

limonene

【임상응용】 방향성 고미 건위약으로 위장약에 배합. 단미 세말로서는 복통, 구급, 복만이나 産婦나 유산후의 복통에 사용함.

【처방】 과려지실탕(瓜呂枳實湯), 사역산(四逆散), 소승기탕(小承氣湯), 배농산(排膿散)

97. 당약(當藥) Swertiae Herba

【기원】 용담과 (Gentianaceae)에 속하는 자주쓴풀 *Swertia chinensis* Francht 또는 쓴풀 *Swertia japonica* Makino 의 개화기의 전초를 쓴다.

【효능】 고미건위(苦味健胃), 발모촉진(發毛促進), 피부기생충(皮膚寄生蟲)

【성분】 **고미배당체** : swertiamarin, sweroside, gentiopicroside, amarogentin,

xanthone 유도체 : swertianin, norswertianin, bellidifolin(=swertianol), methylbellidifolin, swertianolin,

flavonoid : swertisin, swertiajaponin, homoorientin, isovitexin

기타 : gentianin을 함유한다.

【약리작용】 용담등과 공통의 고미성분인 gentiopicrin(=gentiopicoside)의 작용에 대하여 소화기기능의 관점에서 검토하였다. 單純胃瘻管을 만든 개에 대하여 gentiopicrin의 1% 용액을 구강내 적용하였지만 위분비에는 변화가 없었고, 1-10% 용액을 10-30㎖ 이상 정맥내 주입하여도 위액분비에 영향을 주지 않았다. 그러나 위내 직접투입에서는 0.25%, 0.5% 용액의 20㎖ 투여에서 위액분비가 인정되며, 1% 용액 20㎖에서 위액량, 산도 모두 현저히 증가되었다. 0.1%의 20㎖, 0.5%의 16㎖, 1%의 10㎖ 투여에서는 무효하다.

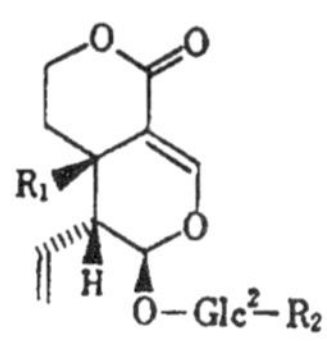

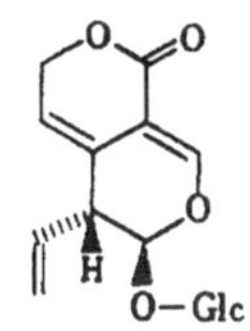

gentiopicroside

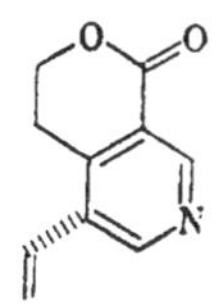

gentianine

	R_1	R_2
swertiamarin	OH	H
amarogentin	H	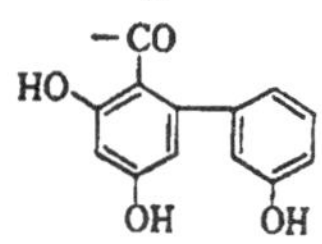

gentiopicrin의 작용은 quinine HCl의 동량, 동농도의 경우와 비교하면 작용이 강하고 안정하며 지속적이다. gentiopicrin 0.5g/kg 정맥주사에서 구토, 경련을 일으키고, 1.0g/kg에서 구토, 경련으로 수일후 사망한다고 한다. 또한 토끼 腸管에 대하여 고농도에서 운동을 억제하였다. 따라서 gentiopicrin은 위내면에 직접작용하여 위액분비, 유리염산의 증가작용을 나타낸다고 결론하였다.

swertiamarin을 개 및 토끼에 정맥주사하면 타액, 담즙, 췌장의 분비항진, 특히 담즙분비의 항진이 현저히 인정되며, 다음으로 십이지장 직접주입에 의하여 담즙, 췌액분비의 항진이 인정되며, 타액분비는 변화가 없고, 구강내 적용할 때에 타액분비가 항진되며, 담즙, 위액분비는 변화가 없는 것으로 확인되었다. 또한 작용발현까지의 시간은 어떠한 투여방법에도 차이가 인정되지 않았지만 정맥내 투여의 경우가 작용강도, 지속시간의 면에서 십이지장 투여보다 월등히 나았다. swertiamarin은 gentiopicrin의 경우와 같은 직접작용인 것으로 추정하고 있다.

單純胃瘻管이 있는 개에 있어서 당약엑스는 위내 직접투여에서 위액분비에 영향이 없으나, 용담에서는 위액분비를 항진하며, 공통되는 성분인 gentiopicrin은 십이지장 직접투여에 의하여 강한 항진을 나타냈다. 당약가루를 수돗물에 용해시켜 단순위루관을 만든 개에 직접 위내투여를 하면, 위액분비량에 영향을 주지 않으나 산도는 상승하며, 구강내 투여에서도 같은 결과를 얻을 수 있었다. 다음으로 개의 위, 소장에 瘻管을 만든 고무球法에 따른 무마취, 무속박에서 위장운동을 관찰하면 당약을 직접 위내 주입하거나 구강내 적용하여도 소화관운동에 변화가 인정되지 않는다고 하였다.

마취하에서 유문을 묶은 흰쥐에 투여하여 위액용량, 유리염산, 총산도를 측정하고, 한편으로 위세정법으로 총산량의 측정을 하였으나 효과를 인정할 수 없었다. 다음으로 소화관 기능항진에 의한 섭취량 증가에서 잘 일어나는 체중증가도의 면에서도 검토하였으나 유의한 결과가 얻어지지 않아 이의 작용에 의문을 나타내고 있다. 중추신경계, 소화기계 및 기타의 면에서 당약엑스, swertiamarin 및 gentianine의 작용을 검토하였으나 몇 연구에서는 당약엑스나 swertiamarine에는 위기능이나 중추신경계에, 혹은 진통작용, 항염증작용 등에도 전혀 효과를 나타내지 않는 것으로 인정되었다. 한편 gentianine은 위액분비를 억제하여 항궤양작용을 나타내고 있다. 「Swertinogen」 내복에 의하여 효소계 간기능이 뚜렷이 개선되어 위액분비에서도 소량으로 촉진하고 대량에서는 억제한다고 한다. 또한 「Swertinogen」 함유 사료군은 대조군에 비하여 체중증가가 크며, 사염화탄소 반복투여에 의한 급성독성의 사망율도 억제하여 간조직의 장애도도 낮다고 한다.

개구리 적출 심장표본의 관류에 의하면 10^{-6} g/㎖농도에서 수축, 확장작용의 증강과 심박수의 증가가 인정되어 심울동부전을 개선한다고 한다.

이상, 당약의 소화기계에 관한 약효에서는 상반되는 결과를 얻고 있으나, 종차, 개체차가 크게 나타나므로 정신활동의 영향을 받기 쉬운 미각이 개입된 효과에 대하여는 결론을 급히 내릴 수는 없다고 생각된다.

swertiamarin을 피부에 도포하면, 용이하게 경피흡수되어 정맥주사의 경우와 같이 지각적 자극없이 모세혈관을 확장하여 피부세포를 부활시킨다. 또한 피부온도를 상승하여 피부온도 복원시간의 단축, 發斑흡수시간의 단축, 피부모세관 저항의 증강작용이 인정되며, 모발에 대하여는 모발의 성장기에서의 발모촉진효과가 인정된다고 한다. swertiamarine의 기염작용은 약하고, 독성이 적기 때문에 발모제로서의 가능성을 나타낸다. 실제 임상적으로는 원형탈모증 80%, 전두탈모증 100%, 비강성탈모증(粃糠性脫毛症) 100%, 노인성탈모증 100%, 약년성탈모증 80% 등의 치료율로 탁월하게 효과가 나타난다고 한다.

【임상응용】 고미건위소화제, 진통제, 피부기생충의 제거등. 발모촉진제의 원료로도 사용되고 있다.

【처방】 당약(當藥)

98. 산초(山椒) Xanthoxyli Fructus

【기원】 운향과(Rutaceae)에 속하는 초피나무 *Xanthoxylum piperitum* De Candolle의 성숙한 과실을 말린 것이다.

【효능】 온중지통(溫中止痛), 조습살충(燥濕殺虫), 익화평천(益火平喘)

【성분】 **정유** :limonene, citronellal, a-linbnene, b-phellandrene, terpinolenc, linalool, 1,8-cineol, a-terpineol, dipentene, geraniol, citral

신미성분 : sanshool I, sanshoamide

lignan계 화합물 : xanthoxylol, piperitol, r,r-dimethylether, sanshodiol, l-asarinine, l-sesamine,

기타 : phytosterol, r-fagarine, skimmianine, syringaldehyde, piperonylicacid, menispermine, laurifoline, magnoflorine, methyl2, 4-dimethoxy- 5-hydroxy, cinnamate, esculetin dimethyl ether

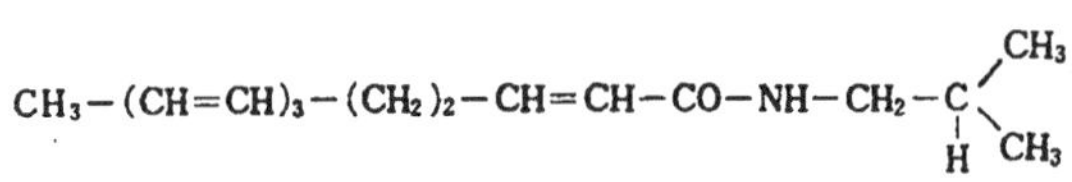

sanshool I (α-sanshool)

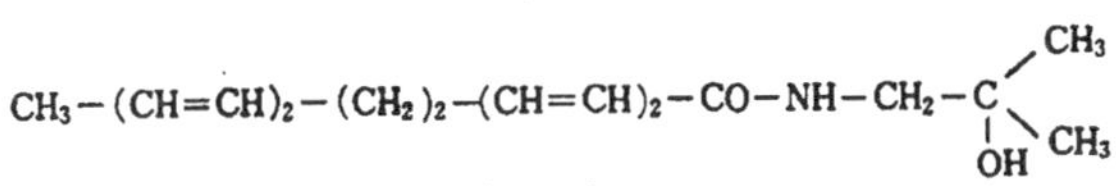

sanshoamide

【약리작용】 건위, 정장, 구풍, 이뇨, 구충작용 등의 약효가 있으나, 이렇게 많은 것은 신미성분과 정유성분에 공통된 약효로 보여진다. 특이한 활성성분으로는 경련독의 존재가 확인되어 있고, 구충작용은 이에 기인한 것이다.

xanthoxin의 경련작용 : 산초에 있는 혀감각의 둔마작용을 지표로 한 활성성분을 추구하여 얻은 연구에서 xanthoxin을 얻었다. 이 물질은 개구리, 쥐, 개 등의 동물종에서 0.3 - 30mg/kg의 피하주사에 의하여 격렬한 경련을 유발한다. 이 경련은 간대성경련으로 호흡마비에 이르는 현저한 것이나, 스트리키닌과 같은 외래자극에 대한 반응의 항진이나 척추반사의 강한 항진은 없다. 어류에서도 작용이 발현되어 잉어, 붕어, 송사리등이 경련후 마비된다. 혈관운동중추, 호흡중추에 대하여 자극작용이 있어 호흡의 빈도, 진폭 모두 상승시킨다.

기타 개구리 적출심자에는 흥분적으로, 개구리 뒷다리 혈관에는 수축작용이 검출되어 있다. 척추반사는 초기에 흥분을 보이고 이후에 억제한다. 이의 독성은 경구투여에서는 경련유발작용을 나타내지 않는다. 개, 고양이에서 대하여는 위내 투여에서 구토가 인정된다.

기타 성분의 작용 : sanshotoxin은 쥐의 중추신경에대하여 線條体이므로 간뇌 및 중추를 포함한 추체외기계의 중추를 침범한다고 한다. 다음으로 산초열매 5% 전제, 알콜엑스는 회충마비작용이 있다. 생리식염수 침출액은 토끼의 혈압을 상승후 반사적으로 하강을 시키나, 芥子처럼 현저하지는 않다. 정유는 국소자극작용이 있다.

【임상응용】 방향성 건위약으로 소화불량 등에 사용 또는 정장, 驅風에도 사용됨. 복통, 오심, 구토에 등에 다른약과 배합. 또한 회충의 구제에도 사용.

【처방】 오매산(烏梅散), 천금당귀탕(川金當歸湯), 대건중탕(大健中湯)

99. 웅담(熊膽) Fel Ursi

【기원】 곰과(Ursidae)에 속하는 동물인 흑곰 *Selenarctos thibetanus* G. Cuvier 또는 갈색곰 Ursus arctos L. 또는 그 변종의 담즙을 건조한 것이다.

【효능】 풍비불인(風痺不仁), 소아오감(小兒五疳), 살충악창(殺虫惡瘡)

【성분】 약 20%의 담즙산 (ursodeoxycholic acid, chenodeoxycholic acid, cholic acid, deoxycholic acid, hyodeoxycholic acid)의 taurine 또는 glycine과의 포합산, cholesterol, 담즙색소 (bilirubin, biliverdin), 아미노산 (Tau, Gly, Asp, Glu, Lys) 등을 함유한다.

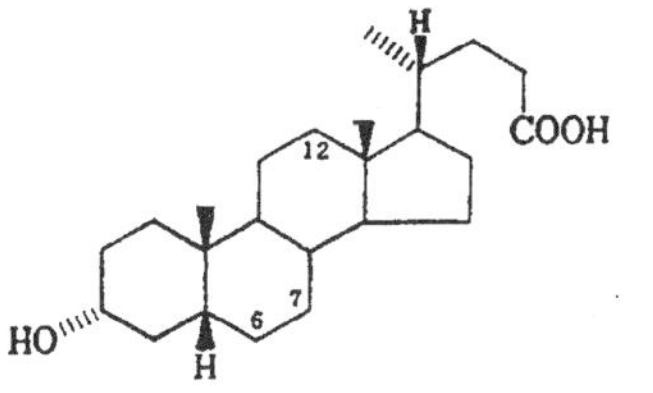

	置換基
ursodeoxycholic acid	7β-OH
chenodeoxycholic acid	7α-OH
cholic acid	7α, 12α-diOH
deoxycholic acid	12α-OH
hyodeoxycholic acid	6α-OH

【약리작용】 청열해독, 지경, 명목, 치경풍, 전간, 추축, 목적종통, 인후종통, 강명을 주치한다. 최근 밝혀진 약리 작용으로는 물에 추출한 것을 토끼의 귀 정맥에 주사하면 담즙 분비를 현저히 증가시키고 뇨분비를 다소 촉진시킨다. 담즙산은 lipase 활성을 강화시켜 지방의 소화, 흡수를 촉진시킨다. 소화액의 분비 항진 기능은 식욕증진을 일으킨다. 또, 비타민 D 와 칼슘의 흡수 및 비타민 B 의 흡수와 esterg화를 증가시키고 체내 비타민 C 의 함량을 장기내에서 증가시킨다.

Glucose나 수분이 흰쥐 소장벽에서 흡수되는 것은 억제되고 간의 glycogen 축적을 증가시켜 유산생성을 억제하는데 이는 산화적 인산화의 uncoupler로서 담즙산의 작용이 관여하고 있는 것 같다. 흰쥐의 혈청, 간의 총 Cholesterol의 상승을 억제하고, 사람의 Cholesterol 계통의 담석을 용해한다.간에 대한 작용으로 간의 지방을 감소 시켜 간장보호를 강화하고 간의 해독작용을 항진하여 독물배설 및 간색소 배설을 항진 시킨다. Mouse에서는 적출장관의 수축을 억제(진경작용) 하고 돼지의 Oddi괄약근 표본을 이완시켜 담즙배출에 대해 촉진적으로 작용한다.

Ursodeoxycholic acid : Chenodeoxycholic acid : Cholic acid = 3 : 2 : 1 비의 담즙산 혼합물(웅담의 조성비에 근사치) 이 strychnine 의 mouse에서의 LD_{50}을 약 1/5감소한다는 해독효과가 알려지고 있다.

【임상응용】 이담, 항염증, 하열, 진통, 진경의 목적으로 내복(산제, 환제)하고 결막염, 치질 등에 외용함.

【처방】 묘공십일환(妙功十一丸), 육신환(六神丸)

100. 망초(芒硝) Natrii Sulfas

【기원】 황산염류(黃酸鹽類) 광물인 망초족(芒硝族)의 망초(芒硝)를 가공 정제(精製)한 결정체(結晶體)로 주로 유산나트륨(Na_2SO_4 $10H_2O$)를 함유하고 있다.

【효능】 사열통변(瀉熱通便), 윤조연견(潤燥軟堅), 청화소종(淸火消腫)

【성분】 Ma_2SO_4, $10H_2O$와 그 밖에 $MgSO_4$ $.7H_2O$, Fe, Si, Al 등의 존재는 활석, 석영, 운모등이 혼재하기 때문이다.

【약리작용】 망초액의 토끼위장내 투여에서 위운동의 억제작용이 보인다. 그러나 위내용물의 장으로의 이행을 촉진하였다. 이것은 망초가 유문괄약근을 이완하여 크게하기 때문인 것으로 생각된다. 황산마그네슘 고농도를 총륜담관개구부에 작용시키면 Odii씨 근이완, 담즙배출을 하는 것으로 알려져 있고, 망초의 유문괄약근에 대한 작용과 같은 기전이라고 생각된다. 또한 망초의 위내투여에 의한 장관운동 및 충수운동에 대하여는 특이하게 항진되는 것 같지는 않다.

이상 망초는 약한 하제이지만 위나 장관운동을 자극한지는 않고, 염류에 의한 작용인 것으로 생각된다. 다음으로 황산마그네슘과 황산나트리움의 작용을 비교하면 약리학적으로는 약간의 다른점이 있지만, 하제로써는 같은 성질을 갖고 있어 동일한 작용강도를 보이므로 어떤 것을 사용하여도 좋다.

【임상응용】 염류하제, 이뇨제, 변비, 宿食脹滿, 흉복부에 堅塊抵抗이 있는 것에 사용.

【처방】 대황목단피탕(大黃牧丹皮湯), 대승기탕(大承氣湯), 위위승기탕(謂胃承氣湯)

101. 마자인(麻子仁) Cannabidis Semen

【기원】 뽕나무과(Moraceae)에 속하는 삼 *Cannabis sativa* L.의 성숙한 씨를 말린 것이다.

【효능】 윤장통변(潤腸通便)

【성분】 **지방유** : olein, linolein, linolenin

당질 : pentosan, dextrin, inositolposphate

단백질 : edestin, gloqulin

염기성물질 : trigonellino, choline, lecithin

효소 : emulsin, lispase, protease 그 밖에 수지, 구연산

【약리작용】 삼의 잎이나 기타의 부분에는 종류에 따라 대마와 같은 환각유발물질 Tetrahydrocannabinole을 다량 함유한 것이 있다. 대마의 씨는 강한 중추작용물질은 함유되어 있지 않다. 점활성 완하작용과 당뇨병의 적응이 있으므로 혈당강하 작용이 조사되어 있다. 마자인 전제를 토끼에 경구투여하면 혈당치는 처음 상승후 하강하는 경향을 보인다. 같은 실험을 알콜엑스에 대하여 시험하는 경우, 이러한 경향은 보다 뚜렷이 나타나며, 상승기간은 2시간으로 정상 혈당량 0.113%에서 0.150%까지 상승하지만, 이후에는 급속히 하강을 시작하여 3시간후에는 정상으로 회복하고, 6시간후에는 0.083%까지 하강한다. 동시에 시험한 시호, 패모, 지모에서는 작용이 약하고, 마자인은 황백, 생지황등과 같은 시료 20개 검체중에서도 작용이 특히하게 현저한 군에 속한다.

【임상응용】 노인, 어린이, 임산부에 대한 완화한 점활성 하제로 사용되고 당뇨병, 식용 또는 製油 원료로서 용도가 크다.

【처방】 자감초탕(炙甘草湯), 윤장탕(潤腸湯), 마자인환(麻子仁丸)

102. 노회(蘆薈) Aloe

【기원】 나리과(Liliaceae)에 속하는 노회 Aloe ferox miller A. africana Miller 또는 A. *spicipa* Baker 와의 잡종의 잎에서 얻은 즙액을 건조한 것이다.

【효능】 사열통변(瀉熱通便), 청간제번(清肝除煩), 살충료감(殺虫療疳)

【성분】 알로에에서 Ca염을 경유하여 얻은 노란 분말을 aloin이라 하며 그 주성분은 anthrone glycosides 인 barbaldin(aloe-emodin-9-anthrone-10-D-arabinoside)이지만 기타 유효

성분으로서 barbaloin 의 O-glycoside인 aloinoside A, B(barbaloin-a-L-rhamnoside) 또는 미량의 anthraquinone (aloe-emodin, chrysophanol)도 함유한다. 기타 Curacao Aloe 에서는 iso barbaloin, Nataloe(A. arbores var. nataliensis)에서는 homo nataloin (nataloe-enodin-8-methyl ether-9-anthrone-10-D-arabinoside) 등이 분리되었다. Chro-mone 유도체 : aloesin, 2″-O-p-coumaroyl-aloesin 등이 있다.

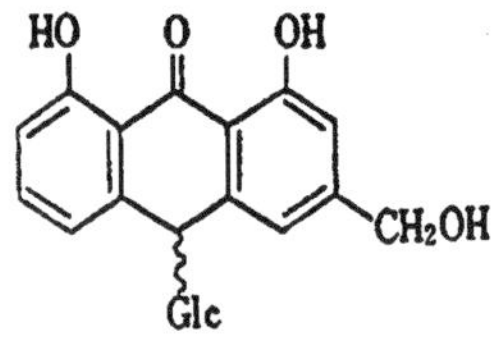

barbaloin

【약리작용】 aloin은 고미, 자극성이 강하여 소량으로 담즙의 분비를 촉진하며, 장관운동을 촉진하여 사하효과를 보이는 것으로 되어 있다. 또한 대량으로 복용하면 복통을 일으키고, 골반강의 충혈을 야기시킨다. mouse에 1%용액을 0.5㎖/10g 피하투여하면 2시간후에 軟便, 점액변을 배설하고 4시간후에 회복한다고 하며, 토끼의 간기능에 변화가 없다고 한다.
에타놀분획분이 Sarcoma 180과 Ehrliuch복수암을 *in vivo*에서 억제하는 것이 확인되며, 이는 용혈독소를 중화하는 활성과 상관된 것이다. 이 활성성분을 정제한 것이 alomicin이다. aloe ulcin에 대하여 Shay 흰쥐에 의한 항궤양작용을 검토한 결과, 궤양억제작용이 인정되며, 이것은 histamine의 합성을 저해하는 것으로 결론되었다. 기타 항진균작용이 50% 수침액에서 인정되었다. mouse, 흰쥐에 대한 독성은 약하고, 장기에 대한 독성은 인정되지 않는다고 한다. 또한 사하(瀉下) 효과는 barbaloin 함량과의 비교에서 barbaloin 이외의 성분의 관여도 생각할 수 있다. 작용발현에는 장내세균이 관여한다고 한다.

【임상응용】 알로에는 탄닌성분을 함유하지 않으므로 대황처럼 통변후 변비가 되는 일이 없다고 한다. 완하약, 강장약, aloin 추출원료, 대량 복용은 복부의 산통과 골반내장기에 충혈을 일으키므로 임신중, 혈변, 월경시 및 치질질환시에는 사용하지 않는다.

103. 회향(茴香) Foeniculi Fructus

【기원】 미나리과 (Umbelliferae)에 속하는 회향 Foeniculum vulgare Miller의 열매이다.

【효능】 산한지통(散寒止通), 이기화위(理氣和胃)

【성분】 **정유(3-8%)** : anethole (50-85%), estragole (3%), d-, l-limonen, d-fenchone, α-, β-pinene, camphene, α-terpinene, p-cymene, camphor 등. anisaldehyde, 지방유 등. 정유 함량은 미숙과보다 완숙과 쪽이 높고 특히 anethole 함량이 매우 다르다. anisaldehyde 는 신선한 생약 중에는 거의 함유되어 있지 않으나 해가 지남에 따라 그 함량이 증가한다. 이는 anethole 이 anisaldehyde 로 변화하기 때문인 것으로 보고 있다.

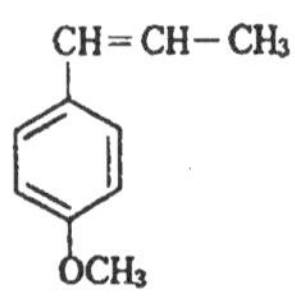

anethole

【약리작용】 회향유는 토끼에 경구투여하면 장의 유동을 촉진하여 긴장을 증가시키는 효과가 있고

적출장관에도 같은 효과가 있다. mouse 의 적출소장을 이용하여 회향유, 오렌지유, 텔펜유 등의 정유의 작용을 조사한 연구에서는 회향유가 다른 정유와 같이 수축작용을 보였다. 또한 이의 정유의 성분인 anethole도 2.5×10^{-5}g/㎖의 농도에는 수축을 보이나, 고농도에서는 이완을 보였다. 이완후의 근은 아세틸콜린에도 반응을 나타냈다. anethole은 개구리에 대하여 중추마비작용을 보이고, 개구리 심근은 처음에 약간 흥분후 마비한다. 혈관, 장관평활근에 대하여는 억제작용을 한다. 신경근표본에는 큐라레양마비를 일으키고, 筋에 直接 작용하여 흥분성을 감약시킨다.

【임상응용】 방향성 건위, 정장, 구풍, 거담약으로 쓰인다.

【처방】 안중산(安中散), 지축이진탕(枳縮二陳湯)

104. 후박(厚朴) Magnoliae Cortex

【기원】 목련과 (Magnoliaceae)에 속하는 당후박나무 Magnolia officinalis Rehd. et Wilson(중국산) 또는 일본목련 M. obovata Thunb.의 수피 또는 근피이다.

【효능】 조습제만(燥濕除滿), 하기소적(下氣消積), 소담평천(消痰平喘)

【성분】 1) 일본목련(M. obovata)

정유 약 1% : β-eudesmol(machilol), α-, γ-eudesmol, caryophyllineepoxide, cryptomeridol, α-, β-pinene, camphene, limonene, bornyl acetate *lignan*: magnolol, honokiol

alkaloid : magnocurarine, magnoflorine, anonaine, michelarbine, liridodenine, salicif-oline

2) 당후박(M.officinalis)

정유 약 1% : β-eudesmol(Machilol), α-, γ-eudesmol, caryophyllineepoxide, cryptomeridol, α-, β-pinene, camphene, limonene, bornyl acetate

lignan : magnolol, honokiol

alkaloid :magnocurarine, magnoflorine, anonaine, michelarbine, liridodenine, salicifoline hydroxybiphenyls: 8,9-dihydroxydihydrohonokiol, 8,9-dihyd-roxy-7-methoxy-dihydrohonokiol, 8,9-dihydroxymagnolol, bornylmagnolol

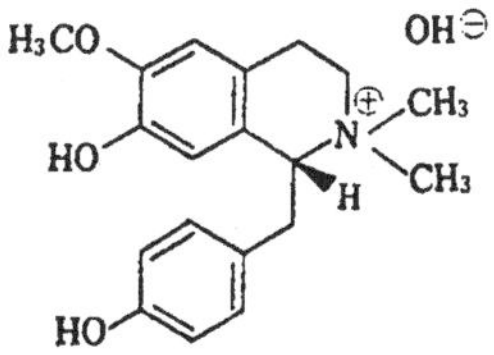

magnocurarine

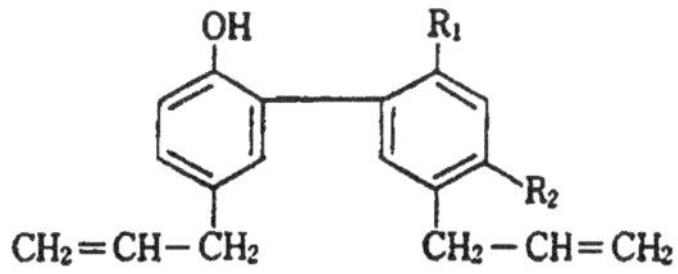

	R_1	R_2
magnolol	OH	H
honokiol	H	OH

【약리작용】 한방에서의 후박의 용법은 흉복부의 팽만감을 주요 증상으로 하는 소화기질환을 목표로 하는 것과 불안, 신경증 등을 포함한 광의의 정신신경질환을 목표로 하는 것으로 대별한다. 치자후박탕, 대승기탕 등의 해설에는 정신병환자, 이상근긴장상태에 사용하고 있고, 후박 單味 또는 후박함유 처방에서 파킨손병을 치료하였다는 現代医의 보고도 있다. 후박은 氣血水說의 氣劑에 상당하는 것으로 되어 있어 한방에서의 용법도 이의 기본이 되는 것이 많다.

후박엑스의 일반약리작용 : 후박의 물엑스에 대하여 기본적인 약리작용을 요약하면 다음과 같다.

LD50과 중독증상 : mouse 피하주사에서 LD_{50}은 1.7㎖/10g (30g의 생약을 100㎖의 물로써 100℃, 4시간 추출한 수용액), 사인은 호흡마비로써 여러장기에 특이한 변화를 생기게 하지 않는다.

혈압, 심장작용 : 토끼의 혈압은 위 추출액 2㎖/kg *i.v.*에서 일과성으로 저하하는 정도의 작용이 있고, 개구리적출심장, 두꺼비후지관류법에 대하여는 특기할만한 작용이 없다.

골격근, 평활근작용 : 강한 근이완작용을 보여, 개구리 복직근의 aceTylcholine에 의한 수축을 현저히 완하한다. 토끼 적출장관에 대하여는 효과가 없다.

기타 작용 : 물엑스 정맥주사후의 토끼 혈액상은 특기할 변화가 없고, 적출 소의기관지평활근에 대한 작용은 없다. 한편 본초강목에 「腸中의 虫을 죽인다」고 기재한 것을 근거로 검토한 돼지회충에 대한 시험관내 살충작용 검정에서는 현저한 살충작용이 인정되었다.

Curare양 근이완작용과 중추성 근이완작용 :

Curere양작용 : magnocurarine에 대하여 알려진 주요한 약리작용은 다음과 같다.

흰쥐 좌골신경골격근 생체표본 및 토끼 적출 복직근표본에 대하여 d-Tubocurarine과 같은 신경근접합 부차단작용을 보인다. 이의 활성은 d-Te의 약 250분의 1이다.

정맥주사 (개, 0.5mg/kg)에 의하여 일과성의 혈압강하작용을 나타낸다. 이의 작용은 근차단작용에 의한 것이다.

신경근차단작용은 각종의 표본에서 확인되었다. 활성은 헥사메토니움과 거의 동등하지만, 작용지속은 짧고 nicotine 길항작용도 같다.

중추성근이완작용 : 상기와 같이 후박은 조엑스의 단계 및 정제 활성성분의 단계에서 현저한 근이완작용을 나타냄에 따라 이의 작용과 한방에서의 근긴장이나 진전 등의 증상완해작용을 관련된 기록이 몇가지 보여진다. 그러나, magnocurarine등 사급알카로이드는 수용액중에서 이온화되므로 장관에서의 흡수는 매우 적다. 후박의 또 한 개의 성분 magnolol은 오래전부터 분리, 구조결정되어 있지만, 이의 약리활성은 최근 밝혀진 것이다. 이 성분은 현저한 중추억제작용, 중추성 근이완작용이 있다. 후박(당후박, 화후박)의 에텔추출 조엑스에서 관찰된 중추억제작용은 다음과 같다.

행동관찰 : 에텔 조엑스의 1g/kg i.p. 또는 2g/kg의 경구투여에서 강한 鎭靜에서 正向反射消失에

이르는 현저한 중추억제효과가 인정된다. 물추출엑스는 주사하면 속효성의 근이완작용에 따라 20 분내에 호흡마비를 일으켜 사망한다. 경구투여에서 이의 작용은 전혀 나타나지 않는다. 따라서 물엑스의 작용은 밝혀진 magnocurarine 또는 이의 근연 cu휜쥐e양 알카로이드의 작용에 의한 것이며, 중추억제작용은 이것과 다른 성분에 의한 것이다.

악력저하작용 : 金網懸垂法에 따라 악력시험을 한 결과에 의하면 에텔 조엑스는 지속성의 악력저하작용을 보인다.

척추반사억제작용 : 후박의 에텔엑스에서는 병아리의 교차성 신전반사(伸展反射)를 지표로하여 척추반사기능에 대한 영향을 조사하면 뛰어난 억제효과가 인정되며, 이 효과는 strychnine에 의하여 길항된다. 이 점에서도 curare양 근이완작용과 구분된다. 또한, 개구리 적출 척추의 혈관 관류표본을 사용한 연구에서도 前根을 자극하여 後根에서 도출한 활동전위에서도 多 시납스 반사의 성분이 억제되고, 單 시납스 반사성분이 남는 mephenecine신형의 억제효과가 확인되고 있다.

항경련작용 : 振動상자법으로 기록한 각종 경련유발약의 작용에 대하여 후박의 에텔엑스는 억제효과를 보인다. 스트리키닌, 피크로톡신, 벤테트라졸 등 이외에 옥시레모린, 하레민, 니코틴 등에 의한 振戰도 명확히 억제된다. 또한 最大電擊경련, 페니실린의 腦室內 투여에 의한 경련도 억제되는 것으로 조사되어 있다.

후박의 중추억제작용의 활성성분 : 에텔 조엑스의 메페네신 類似의 중추성 근이완작용의 본체는 금망현수법에 의한 악력저하시험과 병아리의 척추반사를 지표로 추구한 결과, 페놀성의 화합물, magnolol과 honokiol의 활성이 대체로 에텔조엑스의 모든 약리활성을 대표하고 있는 것으로 판명하였다. 구조가 유사한 페놀화합물 20종과 비교하면, 중추작용활성에서 앞의 2개가 우수하다.

살균작용 : 회충에 대한 살충작용은 개락적으로 적었지만, 후박의 살균작용에 대하여는 많은 연구가 있다. 그람양성균, 대장균, 적리균, 장티프스강균, 인형결핵균, 탄저균, 황색포도상구균 등에 대하여 항균작용이 증명되었다. magnolol, honokiol이 디페닐 골격을 주체로한 구조를 갖인 것이라면 당연하다고 생각되지만, 실험조건에 따라 오레오마이신의 6배의 효력이 있다는 기술도 있고, 소화기작용의 일부를 설명하는 효과도 볼 수 있다.

【임상응용】 흉복부팽만감, 복통, 기침 등의 증상에 한방방제 또는 가정용약으로 배합한다. 불안, 정신긴장 등을 수반한 골격근의 이상긴장상태에도 적용하고 있고, 단용으로는 파킨손병을 치료한다는 기록도 있다.

한방처방약으로 방향성 건위약,건위 소화약으로 주로 쓰이며 사하약,진해거담약으로 쓰이는 처방에 배합된다. 방제로서는 특히 반하후박탕은 소화관상부 혹은 식도 부근의 이상감각에 유효하다고 한다.

【처방】 소승기탕(小承氣湯), 반하후박탕(半夏厚朴湯), 계지가후박행인탕(桂枝加厚朴杏仁湯), 오적산(五積散)

105. 목향(木香) Saussureae Radix

【기원】 국화과(Compositae)에 속하는 당목향 *Saussurea lappa* Clarke의 뿌리이다.

【효능】 행기지통(行氣止痛), 건비소식(健脾消食)

【성분】 **정유 0.3-3%**, costuslactone, costic acid, alantolactone, isoalantolactone, dehydroalantolactone, alantolactoic acid, α-inone , β- inone , phellandrene , camphene등. 기타 alkaloid 인 saussurine, tannin, 고미질, 수지, inulin 등

【약리작용】 **일반약리작용** : 정유는 10,000배 희석에서 파라메디움을 10분이내에 죽이는 작용있고, 렌사구균이나 포도상구균에 대한 항살균작용도 있다. 정유는 자극적인 맛과 쓴맛이 있고, 소량을 복용하면 위에 溫感을 준다. 대량을 복용하면 위의 자극과 불쾌감이 생긴다. 토끼 적출장관에 대하여는 12만배의 희석에서 연동의 억제와 평활근의 이완을 일으킨다. 정유를 정맥주사하면 내장강혈관이 확장한다. 혈압에 대하여는 약하나 지속성의 상승효과를 보인다. 토끼 심장에 대하여는 박동수, 진폭 모두 증대된다. 기관지에 대하여는 확장작용이 있고, 경구투여하면 일부가 기관지내에 분비되어 기관지확장과 거담작용을 발현하고, 또한 신혈류를 증대시켜 이뇨효과를 나타낸다. 중추신경계에 대하여는 다른 휘발성정유와 같은 억제효과를 보인다. 뿌리의 분말을 담배처럼 연기로 흡입하면 중추신경계에 강한 억제효과를 내므로 열대지역에서는 아편의 대용으로 사용되기도 한다.

saussurine의 작용 : 알카로이드 saussurine의 작용으로 평활근에 대하여는 일반적으로 이완작용을 보이고, 특히 기관지평활근에 대하여는 아드레나린과 유사한 기전에 의한 이완작용을 보인다. 이 활성은 효력으로 볼 때, 아드레나린에 비하여 낮지만, 지속성은 길다. 장평활근도 이완시켜 연동도 억제한다. 심장에 대하여는 심근에 직접작용에 의한 자극효과를 나타낸다. 자극효과는 심방보다는 심실에 대한 것이 강하다. 혈압은 약간 상승한다. 부정맥에 대하여도 정상화 작용을 보인다.

【임상응용】 정장작용에 의한 복통, 하리 등을 멎게 하는 작용이 있다. 특히 유동이 저하된 장관을 정상화하여 수축력을 강하게 한다. 기생충이나 소화불량에 의한 복부팽만감에 사용함. 인도에서는 기관지확장작용과 거담작용을 중시하여 천식에 사용하고 있다.

【처방】 과려지실탕(瓜呂枳實湯), 귀비탕(歸脾湯), 목향조기음(木香調氣飮)

106. 빈랑자(檳榔子) Arecae Semen

【기원】 야자과(phlmae) 속하는 빈낭 Areca catechu L. 의 성숙한 씨를 늦은 봄에서 초가을에 채취하여 말린 것이다.

【효능】 살충소적(殺虫消積), 행기이수(行氣利水), 절학(截瘧)

【성분】 **pyridine계 alkaloids**(0.3~0.7%) : arecoline(主, 0.07-0.50%), arecaidine, arecolidine, guvacine, guvacoline1), isoguvacine

steroids : diosgenin, kryptogenin, β-sitosterol

tannins : (+)-catechin, (-)-epicatechin, procyanidin B-1 (主), B-2, A-1, C-3, trimer 1,2, arecatannin A-1, 2, B-1, 2 등

기타 : 당분 (약 15%), 몰식자산(沒食子酸), 지질 (약 15%), 아미노산, choline, 색소, 정유, 고무질등을 함유한다.

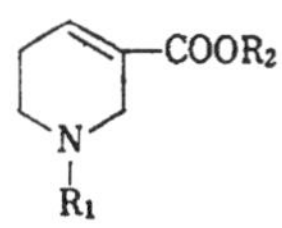

	R_1	R_2
arecoline	CH_3	CH_3
arecaidine	CH_3	H
guvacine	H	H
guvacoline	H	CH_3

【약리작용】 빈랑자는 건위, 타액 분비, 발한, 축동, 조충구제가 주요한 약효이다. 빈랑자의 강한 약리활성은 arecoline에 의한 것이다. arecoline은 pilocarpine과 유사한 부교감신경흥분작용과 중추흥분작용이 있고 arecaidine은 흥분작용이 있다.

중추작용 : arecoline을 pilocarpine, muscarine등과 비교한 연구에서, 고양이에 대해 소량을 정맥주사하면, 각종의 자율신경증상을 보이며 잘 알려진 뇌간망양체자극과 유사한 피질뇌파의 부활이 관찰되었다. 동남아시아 여러국가에서는 빈랑자에 활성탄, 아선약을 가하여 식물의 잎으로 싼 것을 씹는 습관이 있고, 이렇게 하면 일종의 청량감을 느낄 수 있다고 본다. arecoline은 다량 투여하면 진정, 유루, 경련, 진전, 사지이완, 하리 등의 증상을 나타낸다.

평활근작용 : pilocarpine과 같은 choline효능성약물로서 있어 장관평활근을 강하게 수축시키는 긴장성과 운동성을 증가시킨다. 동공평활근을 수축시켜서, 축동작용을 보인다. 이러한 작용은 전부 atropine에 의해 길항된다.

분비선 : 한선에 대한 자극작용이 있어서, arecoline 적량으로 사람에게서 2-3L의 발한을 확인할 수 있다. 타액선, 누선, 위저선, 장선과 기도점막의 점액분비선 등은 arecoline자극에 모두 분비가 항진된다. 특히 위액은, 산농도가 높고 펩신, 점액함량이 높은 액으로 분비된다.

순환계 : choline효능성약물로서 심장에 대한 강한 억제와 혈관의 확장을 일으키고, 혈압을 하강시킨다.

구충작용 : 빈랑자 전제는 지렁이를 10분만에 쇄약하게하고, 1시간내에 죽게 한다. 또, 조충을 마비시키고, 충체를 이완시켜 배출하는 효과가 있다.

【임상응용】 소화기능이 저하된 상태에 대하여 건위의 목적과 장내이상발효에 쓰인다. 지역에 따라

서, 구충약으로 쓰이는 경우도 있다. 구충약(조충구제약), 구강청량제, arecoline HCl 제조원료로 응용된다.

【처방】 연년반하탕(延年半夏湯), 구미빈랑탕(九味檳榔湯), 여신산(女神散)

107. 아선약(阿仙藥) Gambir

【기원】 꼭두선이과 (Rubiaceae)에 속하는 아선 Uncaria gambir Roxurgh 어린가지와 잎으로부터 추출하여 농축한 엑스이다.

【효능】 수렴지사(收斂止瀉), 구강청량(口腔淸凉)

【성분】 **catechin류** 20 ~40%전후 : (+)-catecin, (−)-catechin, (+)-epicatyhin등

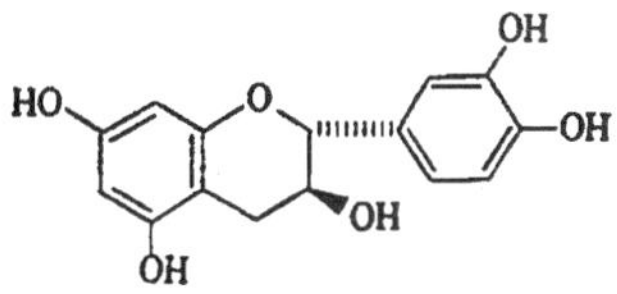

(+)-catechin

biflavonoids(chalconeflavan dimer) : gambiriinA B

carboline alkaloid : gambirtannin, gambirene, uncarine

A B **기타** : quercetine,gambirfulorescein, 수지, 점액등을 함유한다.

【약리작용】 5 ~ 20% 수용액은 소장의 연동운동을 억제하고 맹장의 역연동운동을 억제하여 지사효과를 나타내지만 대장에는 거의 작용하지 않는다.

D-catechin은 대장균에 의한 amine HSA 및 indole의 생산을 억제하지만 이것은 비가역적인 효소저해 작용에 의한 것.

catechin : acetylcholine 혈압하강 작용증강, adrenalin 상승작용을 억제한다.

(+)-catechin : 비가역적 효소작용억제이 있고 대장균에 의한 amine, H_2S indol 생산을 억제한다.

quercetin : 관수축작용, 살균작용, 지혈, 수렴작용이 있다.

【임상응용】 수렴지사약, 구강청량제, 수렴약, 지혈제로서 상처, 입안이헌데, 혈변, 혈뇨, 토혈, 기타 피부병.

【처방】 아선약

108. 오약(烏藥)Linderae Radix

【기원】 녹나무과 (Lauraceae)에 속하는 오약 *Lindera strychnifolia* Villars 뿌리이다.

【효능】 행기지통(行氣止痛), 온신산한(溫腎散寒)

【성분】 **monoterpene** : linderol,sesquterpene:linderane, linderalactone, isolinderalactoneisofuranogermacrene, ilinderoxide, isolinderoxide, lindestrenolide, neolindrealactone

alkaloid : laurolitsine

【약리작용】 방향성 건위작용, 장연동의 촉진작용에 의한 정장작용 등이 있다.

【임상응용】 각종소화불량, 복통 특히 하복부가 당기는 듯한 통증에 유효

【처방】 오약순기산(烏藥順氣散), 십육미류기음(十六味流氣飮), 정기천향탕(正氣天香湯)

109. 진피(秦皮) Fraxini Cortex

【기원】 물푸레나무과(Oleaceae)에 속하는 고력백랍수 *Fraxinus rhymnochophylla* Hance 물푸레 나무, 백랍수 *Fraxinus chinensis* Rox. var. *acuminata* Lingelsh 혹은 숙주백랍수 *Fraxinus stylosa* Lingelsh 의 지피나 건피를 말린 것이다.

【효능】 청열조습해독(淸熱燥濕解毒), 지리(止痢), 청간명목(淸肝明目)

【성분】 **Fraxinus rhynchophylla Hance** : aesculin, aesculetin, 6.7-dihydroxy coumarin 6-β-D-glycoside

F. bungeana DC. : fraxetin, fraxin, aesculetin, aesculin

【약리작용】 소량의 fraxin 은 호흡운동 및 반사운동을 증대시킨다. 다량에서는 반사운동 및 중추성운동 마비를 일으킨다. 혈압상승작용, 이뇨작용, 뇨산배설양을 증대

【임상응용】 이뇨약, 세안제, 세균성하리, 말라리아치료제

【처방】 백두옹탕(白頭翁湯)

110. 적석지(赤石脂) Halloysitum Rubrum

【기원】 층상 규산 염류의 다수고령석족(多水高嶺石族) 광물, 다수 고령석인 HALLOYSITE이다.

【효능】 삽장지사(澁腸止瀉), 수렴지혈(收斂止血), 염창생기(斂瘡生肌)

【성분】 {$Al_4(Si_4O_{10})$-$(OH)_8$-.$4H_2O$}와 이외에도 Fe, Ca, Cu, Na, Mg 등을 함유한다.

【약리작용】 주사제로서 소장운동항진, 다량에서는 심장운동억제작용

【임상응용】 지혈, 지사, 흡착제로서 위출혈에응용

【처방】 적석지(赤石脂) : 도화탕(桃花湯)

111. 백두옹(白頭翁) Pulsatillae Radix

【기원】 미나리아재비과 (Ranunculaceae)에 속하는 할미꽃 Pulsatilla koreana Nakai의 뿌리이다.

【성분】 뿌리에 anemonin과 tannin이 있다. 신선한 뿌리에는 protoanernonin의 형태로 들어 있으며 공기 속에서 2 분자가 중합되어 anemonin으로 된다. 또한 hederagennin을 비당부분으로 4가지 saponin이 분리되었다.

【약리작용】 anemonin은 뿌리에 있는 성분으로 심기능을 억제하는 강력한 심장독이다. 그러나 뿌리를 제외한 전초의 조엑스는 토끼 적출심장의 박동의 진폭을 증대하므로 강심작용이 있다고 생각된다. 또한 말초혈관을 확장, 내장신경지배하의 혈관을 수축시킨다. 아메바적리, 질트리코모나스에 유효하다는 보고도 있어 유효성분은 사포닌으로 생각된다.

【임상응용】 소염, 지혈, 수렴지사 약으로 사용한다.

【처방】 백두옹탕(白頭翁湯)

112. 영실(營實) Rosae Multiflorae Fructus

【기원】 장미과 (Rosaceae)에 속하는 찔레나무 *Rosa multiflora* Thunb. 또는 근연식물의 과실이다.

【효능】 사하이뇨(瀉下利尿)

【성분】 **Flanovoids** : multiflorin A,B multinoside A, B quercitrin, afzelin,

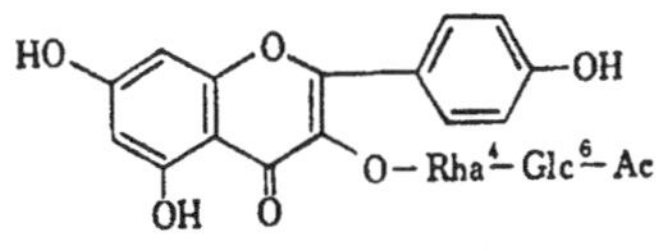

multiflorin A

색소 : lycopene

지방산 : palmitic acid, stearic acid, linoleic acid

【약리작용】 영실배당체를 토끼에 투여하면 소량에서 완하작용이 있고, 대량에서는 隨意筋 운동장애를 일으켜 호흡마비로 사망에 이른다. 토끼 적출자궁 및 장관의 자발운동은 억제되지만, 腸內腔에 작용되는 운동은 촉진한다.

개에서는 소량에서 사하작용이 보여진다. 말초혈관 및 신혈관은 확장하는 것으로 이뇨효과가 얻어진다. 사하작용이 가장 강한 것은 multiflorin A이다.

【임상응용】 사하, 이뇨약으로써 부종, 변비 등에 사용.

113. 파두(巴豆) Tiglii Semen (Crotonis Semen)

【기원】 대극과(Euphorbiaceae)에 속하는 파두 Croton tiglium L. 의 씨이며 종파를 벗겨서 쓴다.

【효능】 준하한적(峻下寒積), 축수퇴종(逐水退腫), 거담이인(去痰利咽), 식창소옹(蝕瘡消癰)

【성분】 파두유 30-45% (지방유로써, 구성 지방산, oleic acid, palmitic acid, lauric acid와 phorbol ester A, B로 구성) 단백질 18%, Arginine, Ricin, Lipase, Crotonosid, Ricinin 를 함유한다.

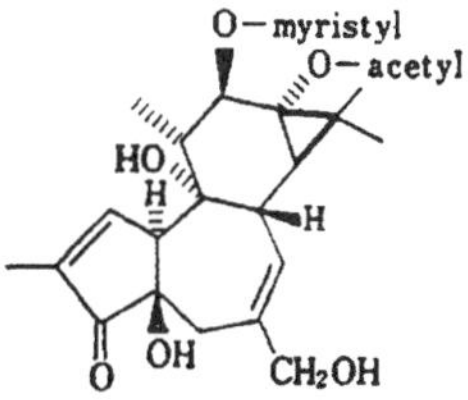

phorbol ester A_1

【약리작용】 파두의 약리 및 생물활성은 약간만이 croton oil을 이용하여 연구되어 있다.

소화기계에 대한작용 : Croton oil이 준하 작용을 가지고 있음은 옛부터 실험적으로 인정되고 있다. Croton oil을 장내 주입하면 개나 토끼의 소장은 유동운동이 항진한다. 대라에서는 항진후 억제된다. 토끼 적출소장은 점막면과 漿膜面의 어느것에 적용하여도 이의 자동운동은 항진한다. 이러한 작용은 아드레날린, 아트로핀 및 니코틴의 전처리에는 영향을 받지 않는 것으로, 소장평활근에 대한 직접 자극에 의한 것으로 생각된다. 파두의 준하작용은 아마도 이러한 작용기전에 유래한 것일 것이다.

파두는 또한 췌액분비를 촉진한다.

피부에 대한 작용 : croton oil을 토끼의 피부에 도포하면 도포면에 발적, 종창, 수포가 생기고 때로는 괴사가 보인다. 영향은 도포부위만이 아니라 전신에 번진다. 즉, 응낭수종, 고환위축을 일으킨다. 적혈구는 감소하고 백혈구는 증가한다. 소량도포에는 발육정지가 되고, 대량도포에는 죽음에 이르는 경우가 있다.

생식기에 대한 작용 : croton oil을 성숙한 토끼에게 경구 투여하면 자궁출혈이 일어나나 자궁비대는 보이지 않는다. 성숙여포의 발육, 비대를 촉진한다.

기타의 작용 : croton oil의 성분인 crotin은 용혈 작용, phorbol의 ester는 강력한 발암성이 있다.

【임상응용】 완고한 변비가 있고 다른 하제가 무효한 경우에만 쓴다. 준하 작용이 있으나 독성이 강하므로 특히 주의해야 한다. 그밖에 피부 인적제로도 쓰인다.

【처방】 길경백산(桔梗白散), 자원(紫圓), 주마탕(走馬湯)

114. 피마자(蓖麻子) Oleum Ricini

【기원】 대극과(Euphorbiaceae)에 속하는 아주까리 Ricinus communis L. 의 씨를 압착하여 얻은 지방유이다.

【성분】 단백질(약26%)인 globulin, nucleoalbumin, glycoprotein, 독성 단백질인 ricin, 리파제와 alkaloid인 ricinine이 0.2% 있다.

지방유 40-50%함유, ricinoleic acid의 glyceride를 주성분으로 하고 ricinoleic acid 87%, oleic acid 7%, linoleic acid 3%, palmitic acid 2%, stearic acid 1%로 되어 있다.

ricinoleic acid는 피마자의 특유한 산으로 선광성이 있고 200℃이상으로 가열하면 oenanthol과 undecylenic acid로 분해된다.

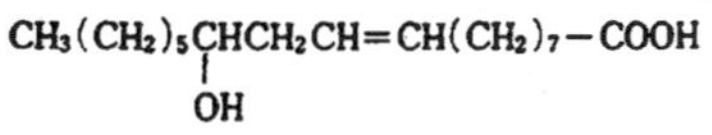

ricinoleic acid

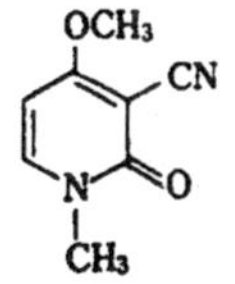

ricinine

【약리작용】 피마자는 사하작용이 있다. 이 작용은 알카리성 장액에 의하여 ricinoleic acid와 glycerin으로 분해되어 나타난다. 분해산물인 ricinoleic acid는 알카리성 장액과 작용하여 ricin이 비누로 되므로 이것이 자극하여 장내용물을 씻어내게 된다. 그러므로 피마자 기름을 먹은 다음 5~6시간 지나서 설사가 나게 된다.

undecylenic acid은 무좀균을 비롯한 병원성 사상균을 죽이는 작용이 있다. 피마자씨를 그대로 먹으면 중독작용이 나타나며 독성 단백질 ricin은 매우 센 독작용을 일으킨다. 즉 위장의 상피세포와 간세포, 신세포, 혈구 등의 원형질을 응고시킨다. 그러나 ricin은 피마주씨를 열처리할 때 쉽게 변성되므로 독성이 거의 없어진다. 독성성분의 치사량은 어른에게서 ricin 7㎎, ricinin 0.16g이다.

【임상응용】 사하제,식중독이나 X-선촬영때 장관내용물배출, 연고기제, 피부완화제

【처방】 피마자유

115. 울금(鬱金) Curcumae Rhizoma

【기원】 생강과(Zingiberaceae)에 속하는 울금 *Curcuma longa* L.의 근경을 건조한 것이다.

뿌리줄기(강황) ⇒ 가을에 뿌리줄기를 캐서 물에 씻어 햇볕에 말리거나 쪄서 말린다.

덩이뿌리(울금) ⇒ 덩이뿌리를 물에 씻어 햇볕에 말리거나 쪄서 말린다.

【효능】 활혈산어(活血散瘀), 행기해울(行氣解鬱), 양혈청심(凉血淸心), 이담퇴황(利膽退黃)

【성분】 정유 1.5-5.5%함유, turmerone, (+)-ar-turmerone, zingiberene, (+)-a-phellandrene, cineol등. 황색색소 curcumin 1~3%. P-Coumaroyl teruoylmethane. 그 밖에 α 지방유, 전분을 함유한다.

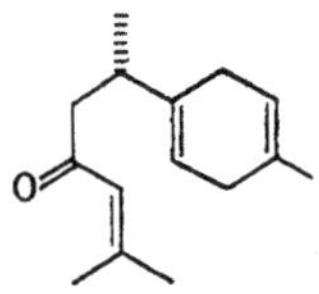
turmerone

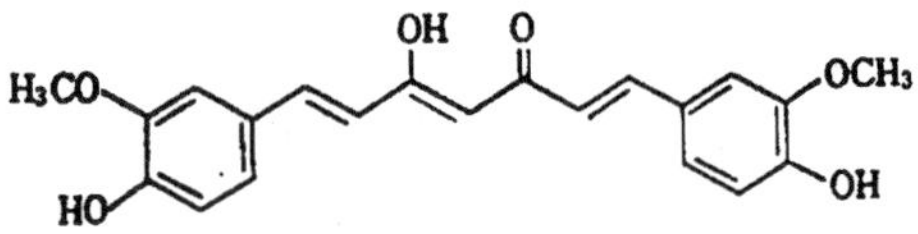
curcumin

【약리작용】 소화기작용 : 정유현탁액을 경구투여하면 구강점막의 자극에 의하여 타액분비를 항진시킨다. 위에 투입하면 위에 溫感을 주어서 위운동을 항진시켜 분비를 자극한다. 이러한 작용에 의한 식욕증진, 건위작용을 보인다. 소화관운동은 처음에는 긴장을 증가하고 이 후 이완시킨다.

이담작용 : curcumine, tumerone, cineol 등의 성분이 간세포를 자극하여 분비를 증대하고, 담즙배출을 촉진하므로 이담약으로 분류되어 있다. 대량에는 간장의 지방변성을 일으킨다.

심장작용 : 마취 고양이의 심전도를 지표로한 실험에서 심방, 심실의 수축력을 증대시키는 작용이 인정되고 있으나, 과량에서는 억제작용만이 나타난다고 한다. 심장의 촉진작용과 동시에 호흡흥분작용이 있는것도 확인되어 있다.

【임상응용】 방향성건위약으로써 각종의 처방에 배합된다. 또한 이담약으로서 간염, 담도염, 담석증, 카다르성 황달에 사용한다. 기타 카레의 원료, 식품의 착색료로 사용되며, Curcuma紙, Curcuma팅크에 사용한다.

【처방】 청상음(淸上飮), 중황고(中黃膏)

116. 오매(烏梅) Mume Fructus

【기원】 장미과 (Rosaceae)에 속하는 매화나무 *Prunus Mume* Sieb. et Zucc. 의 덜익은 열매를 훈증한 것이다.

【효능】 염폐지해(斂肺止咳), 삽장지사(澁腸止瀉), 안회지통(安蛔止痛), 생진지갈(生津止渴)

【성분】 succinic acid, citric acid, malic acid, tartaric acid, oleanolic acid, ceryl alcohol, amygdalin

【약리작용】 각종진균에 대한 항균작용은 있지만 대장균에는 무효하다. 이러한 항균작용은 함유된 유기산에 의한 것으로, 이 산류는 소화기분비촉진, 청량지갈 등의 작용을 갖고 있다. 또한 amygdalin에 제암작용이 있다는 보고가 있다.

【임상응용】 청량성 수렴약으로써 진해, 거담, 진구, 해열에 이용된다. 구충작용도 있다.

【처방】 오매환(烏梅丸), 진교별갑탕(秦艽鼈甲湯)

117. 아출(莪朮) Zedoariae Rhizoma

【기원】 생강과(Zingiberaceae)에 속하는 아출 *Curcuma zedoaria* Roscoe 의 근경을 건조한 것이다.

【효능】 파혈행기(破血行氣), 소적지통(消積止痛)

【성분】 1-1.5% 정유: curzerenone, zederone, curdione, furanodienone, curcumol 1, 4-cineol, camphor, camphene, pinene, borneol

flavone glycoside, 수지

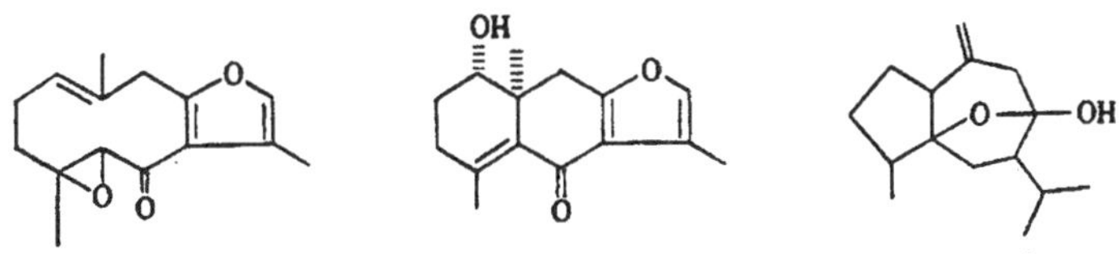

zederone curcolone curcumol

【약리작용】 적출장관에대한 작용을 다른 정유함유생약과 비교한 연구에는 수성엑스가 Histamine 및 염화발륨에 의한 수축에 대하여 10^{-5}g/㎖의 농도에서 억제작용을 보인다. 장관탄말수송등 in vivo의 실험에서는 촉진적효과가 인정되고 있다. 중국문헌에 의하면 煎液은 토끼 복강내 혈액, 혈괴의 흡수를 촉진한다고 한다. 또한 煎液을 주사하면, 쥐의 肉腫에 대하여 항암작용을 보인다. 임상적으로도 몇 개의 암에 대하여 一定의 치료효과를 보인다고 기록되어 있다. 최근, 실험적 간장해를 중심으로 새로운 연구가 진척되고 있다.

【임상응용】 방향성건위 목적으로 분말제, 전제가 사용된다. 중국에서의 용법은 "破於"로써 복강내 腫瘤 全般에 적용하여 월경통, 하복부의 腫瘤 등에 이용된다.

【처방】 정부탕(淨腑湯), 치견배구급방(治肩背拘急方)

118. 곽향(藿香) Pogostemi Herba

【기원】 꿀풀과(Labiatae)에 속하는 광곽향 *Pogostemon cablin* Benth 및 배초향 *Agastache* rugosa(FISCH. et Mey) O. KTZE 의 전초를 건조한것이다.

【효능】 방향화습(芳香化濕), 발표해서(發表解暑), 화중지구(和中止嘔)

【성분】 배초향 Agastache rugosa : methyl chavicol, anethole, anisaldehyde, limonene, p-cymene, agastanol 등을 함유한다.

【약리작용】 중국문헌에는 제토, 지사, 건위, 해열, 항진균, 모세혈관확장, 담낭수축 등의 작용이 기술되어 있다. 특히 건위작용에 대하여는 위액분비를 촉진하여 소화력을 강하게 한다고 한다.

【임상응용】 위장기능이 저하하는 여름철에 번용하는 위장약이다. 제토, 지사작용이 있는 점이 다른 정유성분 방향성건위약과 약간 다른 특성이다.

【처방】 곽향정기산(藿香正氣散), 불환금정기산(不換金正氣散), 향사육군자탕(香砂六君子湯)

119. 후추(胡椒) Piperis Nigri Fructus

【기원】 호초과(Piperaceae)에 속하는 후추나무 Piper nigrum L.의 미성숙과실을 건조한 것은 흑후추(黑胡椒)이며 성숙과실의 외피를 제거하여 건조한 것을 백후추(白胡椒)이다.

【효능】 건위구풍(建胃驅風), 향신료(香辛料)

【성분】 **신미성분** 6-13%:piperine(主), piperyline, piperoleine A,B,

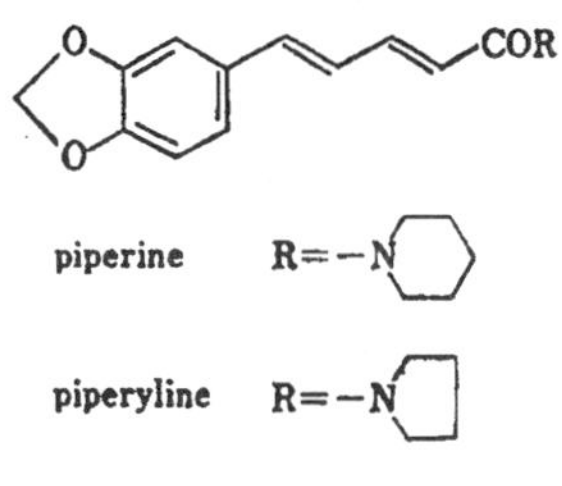

정유 2-3% -pinene, -pinene, (-)-limonene, (-)-α- phellandrene, citronellal, caryophyllene, β-cubebene, isocaryophyllene, γ- murolene, l-terpinene-4-ol, α-terpineol, cryptone, carvone, ρ-cymene, trans 및 cis-carveol, safrol, α-γ-curcurmene, methyleugenol, nerolidol, myriticin, cis 및 trans-sabinene, cis-ρ-2methen-1-ol, 8-menthadiene-1-ol, trans-pinocarveol, δ elemene, α-santalene, β-bisabolene, colamenene, α-humulene, (-)cubobin. hentriacontanone-16,hentriacontane, β-sitosterol, 기타 수지 0.8%, 지방 6.5-12.5%.

【약리작용】 방향 및 신미자극성에 의한 건위구풍작용. 소량에서 식욕을 촉진하지만 대량에는 위장점막을 자극하여 출혈성 염증을 일으킨다. Piperine은 온감각 중계작용이 있어 예민하게 신장말단을 선택적으로 자극하는 것이 아니라 열감수대(熱減受帶)를 자극하는 것이다. 타액분비를 촉진시키면 amylase activity의 상승작용이 있고, gastric juice 및 stomach mucous membrane에서의 mucoprotelol의 분비촉진 효과가 있다. in vitro에서 세균의 발육을 억제한다.

【임상응용】 건위, 구풍약, 향신료

120. 산사자(山楂子) Crataegi Fructus

【기원】 장미과 (Rosaceae)에 솟하는 산사나무 C휜쥐aegus pinnatifida Bunge , C. cuneata Sieb. et Zucc 및 동속식물의 성숙된 과실을 건조한 것이다.

【효능】 소식화적(消食化積), 파기산어(破氣散瘀)

【성분】 hyperoside, quercetin, vitexin, vitexin-rhamnoside, oleanolic acid, c휜쥐aegolic acid, ursolic acid, esculin, adenine, caffeic acid, chlorogenic acid, acetylcholine, citric acid, tartaric acid, epicatechin

열매에는 amygdaline, ursolic acid, chlorocholic acid 등의 유기산, 플라보노이드, 비타민C가 있는데 많은 성분들이 아직 밝혀지지않았다.

【약리작용】 위액분비 촉진, 항균(특히 적리균), 산사자제제는 관상동맥기능 부전등의 심장질환에 유효하다. 산사엑스는 혈관확장작용이 있고, 지속적인 강압작용아 있다. 노년성 심장쇠약, 경도의 혈압 좌심방 확대, 경, 중도의 심근병변이 있고, Digitalis제제가 무효일 때, 산사자에 함유된 배당체가 강심작용이 있다.

【임상응용】 건위, 소화, 정장약. 위장염, 소화불량

【처방】 계비탕(啓脾湯), 정부탕(淨腑湯)

121. 축사(縮砂) Amomi Semen

【기원】 생강과(Zingiberaceae)에 속하는 축사(縮砂) Amomum xanthioides의 종자이다.

【효능】 화습행기(化濕行氣), 온중지습(溫中止濕), 이기안태(理氣安胎)

【성분】 **정유**(monoterpenes) : (+)-borneol, bornyl acetate, linalool, (+)-camphor, herolidol

flavonoid : liquiritin등.

【약리작용】 정유성분에 방향성 건위작용이 있다. 이에 대한 약리학적 연구는 적다.

【임상응용】 방향성건위약으로 소화불량, 식욕부진에 이용한다.

【처방】 안중산(安中散), 향사육군자탕(香砂六君子湯), 소감음(消疳飮), 삼령백출산(參苓白朮散)

122. 소두구(小豆蔲) Cardamomi Fructus

【기원】 생강과(Zingiberaceae)에 속하는 소두구 Elettaria cardamomum Maton 의 잘 익은 열매로서 씨만을 쓴다.

【효능】 방향성건위(芳香性建胃), 구풍향신료(驅風香辛料)

【성분】 **정유** (2- 8%): 평균4.0%, d-terpynyl acetate, 1,8-cineole이 가장 많은 비율로 들어있고, 소량의 d-α-terpienol, limonene,sabinene등이 들어있다.

기타 : 지방유 (1 2%)

【약리작용】 고대부터 방향성건위약으로 유럽 각국에서 향미료로 개발되어 방향성건위약으로 사용하였다. ethanol 엑스는 모르모트 적출회장에서 항Histamine ,항바륨작용을 나타낸다.

【임상응용】 향신료(香辛料), 건위구풍제(建胃驅風劑) 특히 아도니성 소화불량에 좋다.

123. 신국(神麴) Massa Medicata Fermentat

【기원】 「신국」은 이른바 약용곰팡이로, 약용으로는 보리나 쌀곰팡이가 자주 쓰이고 있다. 중국제는, 소맥분 60, 밀기울 100에 청호즙(청호즙), 도꼬마리즙(창이즙), 버들여뀌즙 또는 여뀌가루 각 12를 잘 섞은 것을 붉은 팥가루(적소두말), 살구씨가루(행인말) 각 6을 가하고, 물을 적당량 넣어, 잘 반죽해서 약 1cm의 평판상으로 만들어 이것을 짚이나 마대 또는 삼잎으로 싸서 온실에서 발효시킨 것이다. 이를 너무 건조하지도 질지도 않게 하여 작은 덩어리7로 만든 다음 광주리에 넣고 다시금 마대 혹은 삼잎으로 한 번 정도 보온하면서 발효시킨다. 이어서 길게 실처럼 늘어질 정도로 발효되면 광주리에서 꺼내어 별에 말려 생으로 쓰거나 또는 초하여 쓴다.

【효능】 행기소식(行氣消食), 건비개위(健脾開胃)

【성분】 발효산물로, 각종의 발효균체에서 얻은 amylase, protease, vitamin B complex, 정유, 배당체등이 존재한다.

【약리작용】 효소군에 의한 소화촉진, 건위작용등을 추측할 수 있다.

【임상응용】 건위, 소화촉진의 목적에, 식욕부진, 소화불량, 하리, 인플루엔자로 인한 급성소화불량등에 쓰인다.

【처방】 소감음(消疳飮), 반하백구천마탕(半夏白求天麻湯)

124. 대복피(大腹皮) Arecae Pericarpium

【기원】 야자과(Palmae)에 속하느 빈랑 Areca catechu L. 성숙된 과실의 과피를 건조한 것이다.

【효능】 하기관중(下氣寬中), 이수소종(利水消腫)

【성분】 arecoline, arecaidine, guvacine, guvacoline, arecolidine

【약리작용】 arecoline은 촌충의 근육을 이완시키고 숙주에서 떨어진 충류를 제거시키도록하는 구충작용을 나타낸다.

【임상응용】 이뇨, 건위, 정장약.

【처방】 곽향정기산(藿香正氣散), 도수복령탕(導水茯苓湯), 분소탕(分消湯)

125. 정향(丁香) Caryophylli Flos

【기원】 정향나무과(Myrtaceae)에 속하는 정향나무 *Eugenia caryophyllata* Thunberg (=Syzygium aromaticum Merrill et Perry) 의 꽃봉오리(화뢰)를 건조한것이다.

【효능】 온중강역(溫中降逆), 온신조양(溫腎助陽)

【성분】 **정유** 15-20% : eugenol, acetyleugenol, α-, β-caryophylline,, chavicol, hu-mulen eeugenitin, isoeugenitin

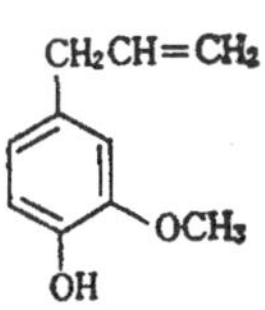

eugenol

flavonoid : rhamnetin, kaempferol

Tricorpen : oleanolic acid

alkalord : higenamine

steroid 배당체 : stigmasteral, sitosteral

【약리작용】 수침액 (25%) 0.5㎖/10g을 mouse 복강내에 투여하면 수시간 후에 운동이 활발하지 않고 진정작용이 없는 운동억제를 나타낸다. 토끼 적출심장은 방실간 자격전도억제에 기인한 심장운동억제를 일어켜, 심실박동은 확장위(擴張位)에서 정지하지만 심방의 박동은 남는다. 토끼의 후지관류(後肢管流)실험법에 의한 말초혈관작용의 검정에는 확장적으로 작용한다. 고양이의 혈압에 대한 작용은 一過性의 하강을 보이고, 이에 수반하는 호흡은 일과성으로 항진한다. 고양이의 적출장관에 대하여는 자동운동의 항진과 긴장의 항진이 인정된다. 腸管운동에 대한 작용에는 種差가 있어 토끼 적출장관에는 교감신경흥분에 의한 운동억제를 보인다. 고양이 적출자궁은 긴장상승

(緊張上昇)하고, 흰쥐 적출자궁에서도 운동진폭을 증대한다. 이의 자궁작용은 정향엑스가 임상적으로 진통을 촉진한다는 정유 eugenol의 구조가 자궁수축약 gravitol과 유사하다는 것에 착안하여 연구되었다.

이러한 일반 약리작용과 달리 국소마취성과 약한 진통작용도 오래전부터 알려져 있다. 따라서 정향유는 치과에서 충치의 국소마취와 진통용으로 절제(滴劑)로써 사용된다. 또한 정향유, eugenol에는 살균, 방부작용이 있어 Brucella균, 조형(鳥型)결핵균, 피부병원성의 백선균, 황선균, 쥐피부균의 시험관내 증식저지작용을 보인다. 그리고 eugenol에는 다른 정유와 같이 쥐에서 pentrobarbital 수면의 연장작용이 있다.

【임상응용】 방향성건위작용에 따라 소화불량증, 급성위장염, 구토, 하리에 사용한다. 또한 항균작용이 있어 전신 여러부위의 백선증(白癬症)에 煎汁을 도포하며 낙설(落屑)을 감소한다. 치과에서는 정향유를 충치의 국소마취, 진통의 목적으로 국소에 적용한다. 기타 살균, 방부, 향료 등의 목적으로 함소약, 치약 등에 광범위하게 이용된다.

【처방】 정향복령탕(丁香茯苓湯), 여신산(女神散), 시체탕(柿蒂湯)

126. 육두구(肉豆蔻) Myristicae Semen

【기원】 육두구과(Myristicaceae) 에 속하는 *Myristica fragrans* Houttuyn의 씨를 4-6월과 11-12월에 열매를 따서 씨를 가종피 및 씨껍질을 벗기고 석회에 담근 다음 건조한 것을 쓴다.

육두구화 — 가종피는 육두구화라고 하며 방향이 강하기 때문에서 유럽에서 고급향료로 이용되고 있다.

【효능】 수렴지사(收斂止瀉), 방향건위구풍(芳香健胃驅風)

【성분】 **정유** 2-9%: α-pinene, camphene, terpene alcohol 6%, linalool, borneol, geraniol, eugenol, isoeugenol, sabinene, β-pinene,

환각작용물질 : myristicin

지방성분 : myristin, olein, linolein

기타성분 : elemicin, isoelemicin, 당 색소.

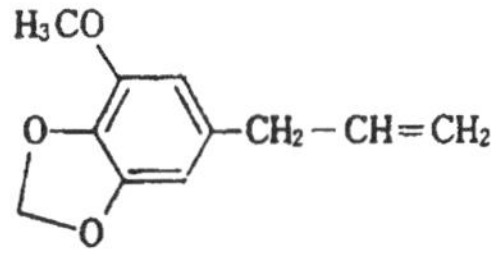

myristicin

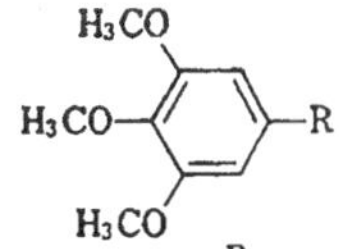

	R
elemicin	$-CH_2-CH=CH_2$
isoelemicin	$-CH=CH-CH_3$

【약리작용】 육두구는 이의 방향성으로 향신료로써의 용도가 많다. 한방에는 위를 따뜻이 한다고 하여 경련, 지사, 건위, 구풍 등의 목적으로 사용하고 현대약으로서도 방향성건위제로 광범위하게 사용한다. 그러나, 본 약물의 약리활성의 큰 특징은 특이한 중추작용이다. 소량에서 식욕이 증진되지만, 이것을 대량섭취하면 두통, 어지러움, 수면방해, 헛소리를 일으키게 된다는 것이 오래전부터 알려져 있다.

환각작용 : 가루 10g을 사람에게 경구 투여했을 때, 환각 증상을 비롯해 각종의 정신 이상증상이 관찰되었다. 그러나 정유 성분을 제거한 잔사에서는 환각작용이 약하므로 정유와 비정유간의 협력작용이 시사된다. 환각 증상의 주 성분은 myristicin, isoelemecin등의 정유성분이라고 생각된다. 이것은 mescarine과 유사한 구조이므로 이 구조와 관련하여 환각작용이 논의되고 있다. mouse의 pentobarbital 수면에 대한 연장 작용을 각종의 정유에 대해 조사해 보면 myristicin과 isoelemecin이 특히 강하고 각각 최적 용량에서 78%, 179%의 연장 효과가 있다. 육두구 15g이상을 내복하면 hallucinogenic tachycardia를 유발하며 과량섭취하면 중독, 치사하게 되는데 종핵(種核)의 반량에서도 중독을 유발 할 수가 있다.

【임상응용】 식욕부진, 鼓腸, 복부팽만, 腹鳴, 복통 등의 상태에서 건위의 목적으로 사용한다. 또한 하리, 만성결장염, 장결핵등에도 사용된다. 그러나 급성위장염, 염증성하리에 대하여는 점막자극성 지나치게 강하므로 사용될 수 없다.

【처방】 진인양장탕(眞人養臟湯)

127. 맥아(麥芽) Hordei Fructus Germinatus

【기원】 벼과(Graminae)에 속하는 보리 *Hordeum vulgare* L. var. *hexastion* Aschers 의 종자를 발아후 건조한 것이다.

【효능】 행기소식(行氣消食), 건비개위(建脾開胃), 회유소창(回乳消脹)

【성분】 단백질, 분해효소(diastase, peptidase, protease, invertase, lipse). 맥아당, 비타민 A,B,D,E, betaine, choline, histidine

【약리작용】 diastase 등의 효소 및 Histamine류의 생물활성에 관하여 여러 가지 다수의 연구가 이루어지고 있다. candicine은 maltoxin이라고도 하며, 혈압에 대하여 일과성의 하강후 상승된다. 또한 순막(瞬膜)을 수축시켜 호흡, 심박수를 억제한다. candicine은 약한 교감신경자극작용을 보이나, 이 작용은 candicine이 부신수질에서 epinepherine을 유리하기 때문으로 생각된다.

【임상응용】 효소에 의한 소화, 장내 방부작용으로 건위, 소화제로 사용된다.

【처방】 가미평위산(加味平胃散), 반하백출천마탕(半夏白朮天麻湯)

128. 백두구(白豆蔻) Amomi Roturidi Fructus

【기원】 Amomum kravanh Pierre et Gangnep. (생강과 Zingiberaceae)의 성숙한 과실을 건조한 것이다.

【효능】 화습행기(化濕行氣), 온중지구(溫中止嘔)

【성분】 정유2-8%. d-camphor, d-borneol, humulene, 1,8-cineolm, α,β-terpinene, α, β-pinene, caryophyllene, myrcenol, carvone, terpine-4-ol, sabinene. 지방유 1-2%함유.

【약리작용】 소화기계 이상에 주로 사용되는 방향성 건위약이다. Aerosol로 투여시 간의 cytochrome p-450 system 유도 작용도 나타낸다. Acetone 액스에는 지속성인 담즙분비 촉진작용이 있으며 그 활성성분으로 terpenyl acetate 및 terpineol을 분리하고 있다. Ethanol 엑스는 모르모트 적출 회장에서 항 Histamine, 항 바륨작용을 나타낸다.

【임상응용】 방향성 건위 구풍약, 향신료

【처방】 향사양위탕(香砂養胃湯), 목향조기산(木香調氣散)

129. 익지인(益智仁) Alpiniae Fructus

【기원】 생강과 (Zingiberaceae)에 속하는 익지 Alpinia oxyphylla Miquel의 성숙된열매이다.

【효능】 온신장양(溫腎壯陽), 고경축뇨(固經縮尿), 온비지사(溫脾止瀉), 섭연지타(攝涎止唾)

【성분】 **정유**(1.6-1.2%) : noottkatone β-pinene, cymene, terpinen-4-ol, α-copaene, β-selinene, β-caryophyllene, α-humulene, nootkalol, 1,8-cineole, zingiberene, zingiberol등

신미성분 : yakuchinone A, B

Flavones : tectochrysin, chrysin, izalpinin, 3,5 dihydroxy 7-4′-dimethoxy flavone 등

Steroids : campesterol, stigmasterol, β-sitosterol 등

【약리작용】 ethanol ex. 에는 모르모트 적출회장에서 항 Histamine 및 항바륨작용이 있다. yakuchinone A에는 몰모트 적출심방에서 prostaglandin 생합성 저해작용이 있다. nootkatol 에는 Ca^{2+}의 세포내 유입을 경합적으로 저해함에 기인한 평활근 이완작용 및 심근 억제효과가 있다.

【임상응용】 방향성 건위약(소화불량, 식욕부진), 정장약

【처방】 지미칠기탕(指迷七氣湯), 침향천마탕(沈香天麻湯)

130. 양강(良薑) Alpiniae Officinarum Rhizoma

【기원】 생강과(Zingiberaceae)에 속하는 양강 Alpinia officinarum Hance 근경을 늦여름과 초가을에 수확하여 말린 것이다.

【효능】 산한지통(散寒止通), 온위지구(溫胃止嘔)

【성분】 **정유** : 1,8-cineol, methyl cinnamate, eugenol, pinene, cadinene

flavonoid : galangin, kaempferol, quercetin, isorahamnetin

신미성분 : galangol

【약리작용】 A. galanga로부터 분리된 1-acetoxychavicol acetate와 1-acetoxyeugenolacetate는 쥐에 1회용량 1-10mg/kg 으로 복강하주사했을 때 유문부의 결찰에 의해 유발된 위궤양을 상당히 억제했다. 1-acetoxychavicol acetate 또한 Trichophyton mentagrophytes, T. concentricum, T. concentricum, T. rubrum, Aspergillus niger, Penicillium expansum 과 Rhizopus stolonifer에 대한 항진균효과를 가지고 있다. 이들 dermatophytes에 대한 1'-acetoxychavicolacetate의 최소억제 농도는 50-250ug/ml 에 달한다.

A. galanga 의 근경으로부터 분리된 정유는 Mycobacterium tuberculosis에 대해 25ug/ml 의 농도에서 정균작용을 보였다. 기니아피그에 피하주사시 정유의 LD50 은 0.68ml/kg이었다.

A. officinarum 으로부터 분리된 새로운 diarylheptanoids 는 prostaglandin 생합성에 억제작용을 나타냈다. 반면 A. oxyphylla로 부터의 yakuchinone A는 심장강화작용을 보였다. 그리고 1-100 ug/ml 농도에서 guinea pig 의 좌심방에서 용량의존적인 inotropic effect를 보였다.nootkatol 은 calcium antagonist 작용을 나타내었다.

【임상응용】 방향성건위약, 말라리아치료제

【처방】 안중산(安中散), 양지탕(良只湯)

131. 선복화(旋覆花) Inulae Flos

【기원】 국화과(compositae) 에 속하는 선복화 Inula serrata Bur, I. serrata var. hupehensis Ling, I. salicina L. 등의 화두이다.

【효능】 소담행수(消痰行水), 강기지구(降氣止嘔)

【성분】 **sesquiterpene** : britanin, inulicin

flavonoid : quercetin, isoquercetin

caffeic acid, chlorogenic acid

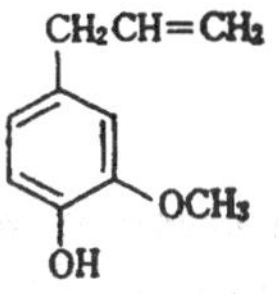

eugenol

【약리작용】 미 상

【임상응용】 진해, 거담약, 이뇨약, 건위제

【처방】 선복화대자석탕(旋覆花代赭石湯)

132. 해인초(海人草) Digenea

【기원】 해인초과(Rhodomelaceae) 에 속하는 해인초 *Digenea simplex* C.Agardh 의 전조를 건조한것이다.

【효능】 회충구제(蛔虫驅除)

【성분】 **구충성분** 0.15-0.2%: α-kainic acid, a-allokainic acid

amino acid: leucine, isoleucine, phenylalanine, valine, glycine, glutamic acid, aspartic acid, histidine, arginine, lysine

점액다당

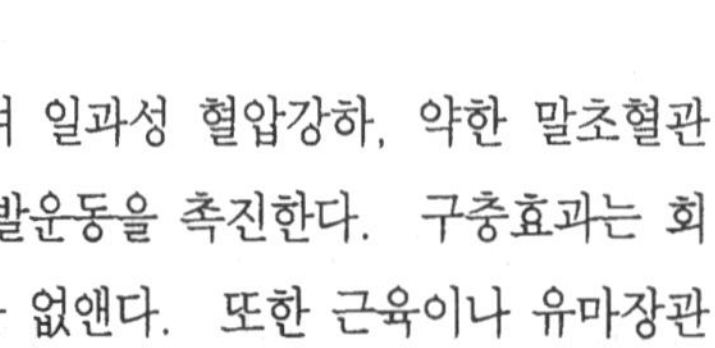

α-kainic acid

【약리작용】 해인초엑스는 동물의 자발운동이나 호흡을 억제하여 일과성 혈압강하, 약한 말초혈관 수축작용을 보이나, 심장에는 독성이 적다. 적출장관자궁의 자발운동을 촉진한다. 구충효과는 회충의 중추신경을 흥분시켜 강직성 경련을 야기시켜 운동협조성을 없앤다. 또한 근육이나 유마장관 조직에 손상을 주는 것으로도 생각한다. kainic acid는 대량에서 중추흥분작용을 보이고, 반사작용을 강하게 하고 호흡중추, 구토후 강한 경련을 일으켜 사망하게 된다. kainic acid는 회충을 흥분시켜 경련을 야기하여 마비에 이르러 운동능력을 잃게 된다. 또한 회충의 산화환원효소계에

작용하여 회충의 물질대사를 변화시킨다고 한다.

【임상응용】 회충구제약으로 kainic acid 제조원료로 사용된다.

【처방】 삼미자고채탕(三味鷓鴣菜湯)

133. 고련피(苦楝皮) Meliae Cortex

【기원】 멀구슬나무과(Meliaceae)에 속하는 멀구슬나무 Melia azedarach L. 나 M. toosendan Sieb. et Zucc. 의 수피를 건조한 것이다.

【효능】 청열조습(淸熱燥濕), 살충료선(殺虫療癬)

【성분】 **triterpenoid 고미질** : toosendain, nimbolin A, B. gedunin, kulinone, kulactone, kulolactone, meliantriol, fraxinellone

【약리작용】 알콜 엑스에 구충작용이 확인되어 있지만, 이 작용은 아스카롤, vanillic acid 및 쿠마린유도체에 의한 것으로 보고되어 있다. 중성 수지에도 같은 작용이 있다.

【임상응용】 구충제, 풍진, 피부병치료제

【처방】 석류근탕(石榴根湯), 육미해인탕(六味海人湯)

134. 사군자(使君子) Quisqualis Fructus

【기원】 사군자(combretaceae)에 속하는 *Quisqualis indica* L.의 열매이다.

【효능】 살충소적(殺虫消積), 건비료감(建肥療疳)

【성분】 quisqualic acid, K-quisqualate

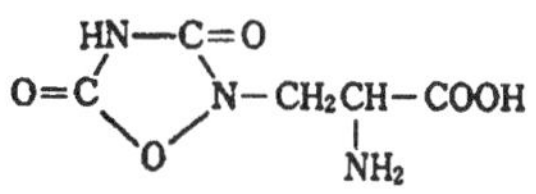

quisqualic acid

alkaloid : trigonelline

아미노산 : L-proline, L- asparagine, k-quisqua휜쥐e

지방유 : palmitic acid, oleanolic acid, arachidonic acid, stearic acid

유기산 : succinic acid,malic acid, tartaric acid

기타 : aspartic acid, glutamic acid, histidine

【약리작용】 **구충작용** : 사군자는 사람에 투여하면 40% 내외의 배충율이 있고, 동시에 딸꾹질 등의 부작용이 생기는 것으로 알려져 있다. 시험관내의 돼지회충에 대하여는 煎液은 작용을 보이지

않고, 알코올 엑스는 충체를 마비시키지만, 균을 죽이지는 않는다. 수침액에 마비작용이 있고, 그 세기는 산토닌에 필적한다고 하는 보고도 있다. 유효성분 quisqualic acid는 500~1000배 액에서 시험관내의 돼지회충에 운동마비를 일으키지만, 24시간후의 관찰에서도 살충효과가 인정되지 않는다. 이의 효과는 kainic acid 보다 약간 약하다.

중추신경계에 대한 작용 : 90% 알콜 추출엑스를 mouse에 피하주사하면 진정, 근이완 후에 약한 경련을 일으키고 호흡은 정지한다.

신경근접합부에 대한 작용 : 가제 개협근을 지배하는 운동신경의 흥분성 전달물질은 L-glutamate인 것으로 생각되고 있으나, quisqualic acid는 화학구조적으로 L-glutamate와 유사하다. quisqualic acid는 가제 開鋏筋의 접합부에 있어서 L-glutamate와 같은 수용체에 자용하지만, 탈분극작용은 수백배이상 강하다. 이 사실은 L-glutamate의 흥분성전달물질說에 의문을 제시하는 하나의 근거가 되고 있다. 한약의 유효성분이 신경전달물질의 약리학적 연구를 위한 중요한 도구로 사용되고 있는 특이한 예이다.

【임상응용】 회충구제약으로 사용된다. 요충에도 작용하지만 효과는 회충에 대한 것보다 약하다. 독성이 적으므로 특히 소아의 회충구제에 유효하다.

【처방】 육미해인탕(六味海人湯)

第八章

泌尿器 疾患의 藥物

8

泌尿器 疾患의 藥物

비뇨기계 질환으로 빈뇨(頻尿), 다뇨(多尿), 배뇨통(排尿痛), 뇨폐(尿閉), 농뇨(膿尿), 유뇨(遺尿) 등을 주증상으로 하는 것에 사용하는 약물이다.

134. 활석(滑石) Talcum

【기원】 천연의 含水硅酸마그네슘으로서 소량의 硅酸알루미늄을 함유하는 것도 있다.

【효능】 이수통림(利水通淋), 청해서열(清解暑熱), 거습렴창(祛濕斂瘡)

【성분】 含水硅酸마그네슘 $3MgO\ 4SiO_2\ H_2O$

【약리작용】 내복하면 위염시 위의 내벽을 보호하고 구토와 설사를 막는다.
소화기계로부터 독성분의 흡수를 억제하는 성질을 갖고 있다.
독성: 활석은 결장과 질에 顆粒腫의 성장을 자극할 수 있다.
청열, 서열을 제거 : 서열로 인한 열성배뇨곤란, 작열감, 갈증 비뇨기계 자극

【임상응용】 이뇨촉진, 방광의 열을 감소시킨다 : 열성비뇨기 이상이나 탁뇨, 배뇨통, 급성방광염 요량감소 등, 또한 습열로 생긴 설사에도 사용한다.

【처방】 저령탕(猪苓湯), 방풍통성산(防風通聖散)

135. 차전자(車前子) Plantaginis Semen
차전초(車前草) Plantaginis Herba

【기원】 질경이과(Plantaginaceae)에 속하는 질경이 *Plantago asiatia* L. 및 동속식물의 성숙

한 종자를 건조한 것. 그리고 차전초는 그 꽃 필 때의 지상부를 말한 것이다.

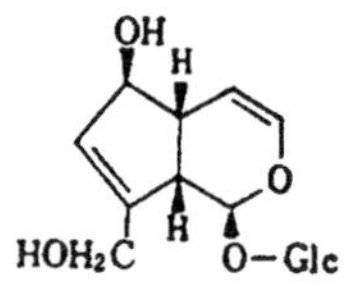

aucubin

【효능】 이수통림(利水通淋), 청열명목(淸熱明目), 청폐화담(淸肺化痰)

【성분】 차전자 : plantasan(mucilage), aucubin, plantaginin cholin, adenine, 지방산등 함유한다.

차전초 : aucubin, plantaginin, homoplantaginin, sterols 등

【약리작용】 차전자의 aucubin 5% 용액 50ml를 토끼(1.5~2.5kg)에 경구 투여로 위내로 주입했을 때도 중독증상을 일으키지 않으며, 차전자 100g을 수회 열탕추출하여 농축액 400g을 만들고 그 중 30g을 매일 10일간 계속 위내에 주입해도 체중이나 식이섭취량에 변화가 없다.

또 이뇨작용이 있고 수분의 배설을 증가시키는 외에 urea, NaCl, uric acid 등의 배설도 동시에 증가시킨다.

차전초의 수침액은 6종의 피부진균에 대한 시험관 내 실험에서 차이는 있었지만 모두 항진균 작용을 나타냈다.

【임상응용】 차전자에는 이수, 통림, 지사, 명목, 거담, 지해에 주로 전제로 해서 쓴다(3-15g). 차전초는 급성장염, 세균성 하리, 만성기관지염, 혈림(血淋)에 전제로(9-30g) 쓰는데, 이수작용은 차전자보다 약하고 청열과 지혈, 지사에 더 효과가 있다.

【처방】 우차신기환(牛車腎氣丸), 청심연자음(淸心蓮子飮), 용담사간탕(龍膽瀉肝湯)

136. 용담(龍膽) Gentianae Scabrae Radix

【기원】 용담과(Gentianaceae)에 속하는 용담 *Gentiana scabra* Bunge의 근과 근경을 건조한 것이다.

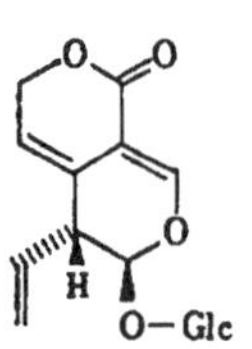

gentiopicroside

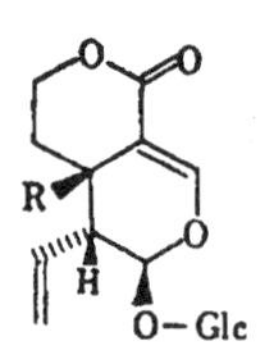

swertiamarin R=OH
sweroside R=H

【효능】 청열조습(淸熱燥濕), 사간담화(瀉肝膽火)

【성분】 **monoterpene배당체**(secoiridoid): gentiopicroside (gentiopicrin), swertiamarin, sweroside

xanthone 유도체 : gentisin, 그 밖에 당류의 gentianose 등 함유한다.

【약리작용】 gentiopicrin은 개의 위내 투여로 위액분비 촉진(유리산 양을 증가시키지만 구강내에는 작용이 없다).

전액(煎液)을 공복 토끼의 위내에 직접 투여하면 초기에는 억제하지만 후에는 반사적으로 항진하나, 구강내 적용에는 위운동은 영향을 일으키지 않는다.

용담엑스는 공복시 식전 및 30분후에 투여할때 위점막을 자극하여 위액분비를 촉진하고 구강내 미각신경을 자극하여 반사적으로 분비를 야기시킨다.

수성 및 알콜 엑스에(5mg/kg/day, 10mg/kg/day)의 imuran과 같은 정도로 억제하였다.

swertiamarin은 당약과 함께 다루는 실험에서 소화기에 관한 작용(실험적 위궤양, 위액분비, 장관내 탄말수송), 중추신경계에 관한 작용, 진통작용, 체온에 미치는 영향 및 항염증 작용 어느 것에도 약효를 나타내지 않았다.

gentiopicrin은 말라리아 원충에 강한 독성을 나타낸다.

【임상응용】 고미건위약, 소화기에 충혈 염증, 류마티스에 전제로 사용한다(3-9g). 뇌염약에 병용투여하면 대부분의 경우 3일안에 정상 체온을 회복한다.

【처방】 용담사간탕(龍膽瀉肝湯), 소경활혈탕(疎經活血湯), 입효산(立効散)

137. 목통(木通) Akebiae Caulis

【기원】 으름덩굴과(Lardizabalaceae)에 속하는 으름덩굴 *Akelia quinata*(THUNB) DECNE 및 동속식물의 줄기를 건조한 것이다.

【효능】 이수삼습(利水滲濕)

【성분】 Triterpenoid saponin : akeboside stb.c.d.e.f.h.j.k.

그밖에 회분 8%, 그중 K염 30%이다.

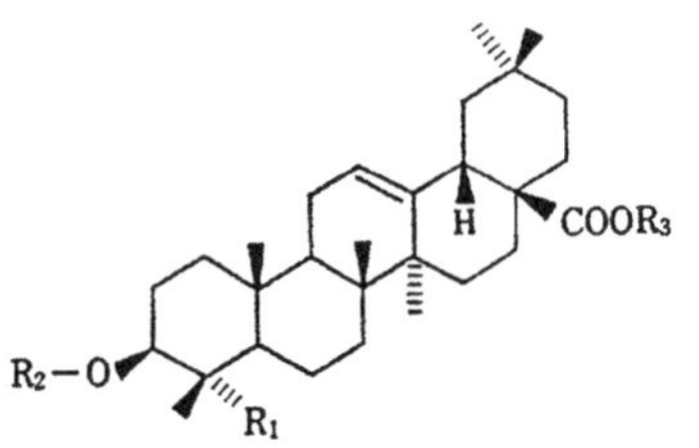

	R_1	R_2	R_3
akeboside St_e	CH_3	Rha $\overset{6}{-}$ Glc $\overset{2}{-}$ Ara−	H
akeboside St_j	CH_3	Rha $\overset{6}{-}$ Glc $\overset{2}{-}$ Ara−	Rha $\overset{4}{-}$ Glc $\overset{6}{-}$ Glc−
akeboside St_b	CH_2OH	Ara	H
akeboside St_c	CH_2OH	Rha $\overset{2}{-}$ Ara−	H

【약리작용】 목통의 전액을 토끼에 내부 또는 귀정맥주사하면 이뇨작용이 나타나나, 간을 제거한 토끼에서는 그 작용을 인정할 수 없다.

mouse에 목통 물엑스 1mg/g 피하주사로 이뇨작용을 인정할 수 없었으나 0.01ml/g를 경구투여로 이뇨작용이 나타냈다.

또 mouse에 목통의 알콜엑스 0.01ml/g를 복강내 주사 할 때 경향은 대조군과 같았으며 약간 요량증가를 나타냈다.

건강한 흰쥐에 생약의 상용량과 부작용의 점에서 생약 4g/kg에 상당하는 액량을 경구적으로 가하여 네시간치를 판단하였으나 특히 이뇨작용이 있다고 생각되지 않는다. 목통에서 분리된 saponin을 흰쥐에 경구투여하고 한시간후에 carrageenin을 주사해서 야기된 후지족저부종 모델에 항염증작용이 있었다. 또 유문결찰 흰쥐의 십이지장에 투여하고 6시간후의 위액량과 산도의 측정에 의해 위액분비 억제 작용이 있었다. 이 작용은 glgcyrrhigen과 같은 작용이었다.

흰쥐의 stress 위궤양 발생예방효과 지표로 screening 결과 목통 50% methamol 엑스 2000 mg/kg, p.o. 및 목통 saponin 500mg/kg, p.o.의 다량 투여로 예방효과를 인정했다. 목통의 가루스 saponin의 약리시험에 있어서 흰쥐의 울혈성 부종억제와 이뇨 효과를 볼수 있었다.

【임상응용】 소염성이뇨, 진통약 : 습열을 제거하고 소변을 통하게하고 관절에 좋은 효과가 있다. 소변불리, 관절류마티스, 신경통, 월경불순.

【처방】 당귀사역탕(當歸四逆湯), 팔미대하방(八味帶下方), 용담사간탕(龍膽瀉肝湯)

第九章
産婦人科 疾患의 藥物

9

産婦人科 疾患의 藥物

주로 婦人科 疾患인 불임증(不姙症), 월경이상(月經異常), 유산(流産), 대하(帶下), 유즙분비부족(乳汁分泌不足) 등이 주 증상이며 혈액순환에 이상 즉 어혈(瘀血)을 치료하는 약물들을 다루게 된다.

138. 작약(芍藥) Paeoniae Radix

【기원】 모란과(Paeoniaceae)에 속하는 작약 *Paeonia albiflora* Pall.의 근을 건조 또는 증건한 것이다. 보통 코르크층을 벗기고 건조한 것을 白芍藥이라고 한다.

【효능】 赤芍藥 : 청열양혈(清熱涼血), 산어지통(散瘀止痛),

白芍藥 : 양혈염음(涼血斂陰), 유간지통(柔肝止痛)

【성분】 *monoterpene* 배당체 : paeoniflorin, oxypaeoniflorin, benzoylpaeoniflorin 외 tannin, sucrose 등

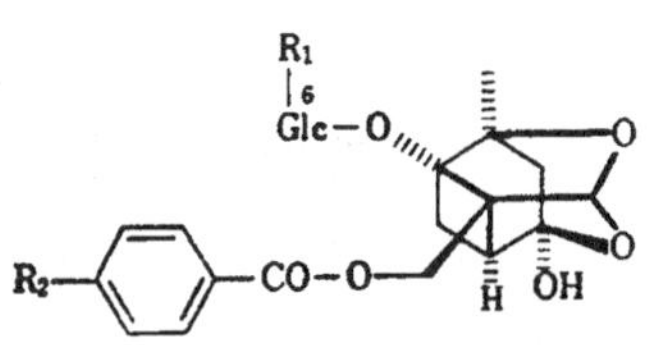

	R1	R2
paeoniflorin	H	H
oxypaeoniflorin	H	OH
benzoylpaeoniflorin	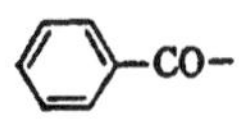	H

【약리작용】 *paeoniflorin의* 치사량은 3.53g/kg i.v., 9.53g/kg i.p. 이지만 경구투여에서는 사망하지 않고 보다 더 진정효과를 나타낸다. 그리고 mouse에 hexobarbital 수면시간을 연장시킨다.

mouse의 체온은 1g/kg *i.p.*로 일시 하강하지만 장티푸스, 파라티푸스 혼합 vaccine에 의한 발열에는 영향이 없다. 흰쥐의 뇌실내에 1mg 투여하면 보다 경미한 진정, 운동실조를 일으킨다. 다량 투여에는 일과성 흥분상태를 나타내기도 한다. 흰쥐에 carrageniin 족저부종을 1∼2g/kg p.o.로 억제한다.

mouse에 초산 *i.p.*에 의한 색소침출에 대해서는 2g/kg p.o.로 유의성 있는 억제는 보이지 않는다.

유문결찰 흰쥐(19시간)에 있어서는 1g/kg i.p.로 위액분비에 영향을 주지 않는다.

흰쥐 구속 수침 stress에 의한 궤양 야기를 1g/kg p.o.로 억제한다.

*paeoniflorin*은 몰모트의 혈압과 심박수를 20mg/kg i.v. 로 보다 더 하강시킨다. 이 혈압강하는 choline작동성 β-adrenaline작동성, histamine양 작용은 아니다.

흰쥐의 생체위 운동은 정상하에서 pilocarpine으로 야기시킨 경우 양자에 있어서 200-400 mg/kg i.v.로 수분간 억제를 일으킨다. 또 oxytocin으로 유발시킨 흰쥐의 생체자궁운동(발정기)도 100-200mg/kg *i.v.*로 수분간 억제시킨다.

paeoniflorin에서 benzoyl기를 제거한 desbenzoyl paeoniflorin에 관해서 흰쥐의 뇌실내 투여시험, 개의 관상혈관혈류량 시험, 개 후지혈관 혈류량 시험, 흰쥐 생체위운동시험, 적출 흰쥐 자궁시험을 행하면 본 물질에서는 paeoniflorin이 효과를 나타낸 양으로는 모두 작용이 인정되지 않았다. 또 sodium benzoate도 흰쥐의 항염증시험과 개의 관상혈관혈류량 시험으로 작용을 나타낸다. 또 benzoic acid가 항염증 시험에서 약간 억제적으로 작용한 것이라고 보여진다. 이런 일들을 볼 때, paeoniflorin의 약리효과에는 그 화학적 구조 특이성이 관여한다고 생각된다.

芍藥과 가장 빈번히 조합하는 생약에는 甘草가 있다. 한약성분의 복합작용을 검토하는 예(芍藥甘草湯)로 paeoniflorin과 감초의 특정분획 F_{M100}을 복합하여 약리작용을 연구한 것이 있는데 **paeoniflorin** : F_{M100} (1∼2 : 1) 혼합제는 서로 협력작용을 한다. 그 정도가 강하지는 않지만 mouse의 급성독성, *iv, ip.* mouse hexobarbital 수면연장, 초산 writhing억제, 체온강하, 흰쥐 족저부종 억제, 흰쥐 위액분비 억제 효능 등이 있다.

엑스 : 작약엑스는 paeoniflorin보다 급성독성(비경구적용)이 강해서 5g/kg을 복강내 주사한 mouse는 물엑스 경우 5마리 중 2마리, MeOH 엑스에서는 5마리 중 4마리가 사망하였다.

alcohol엑스는 mouse의 strychnine경련에 대해 1%엑스 10ml/kg *i.p.*에서 길항작용을 한다. 또 동량을 경구투여하면 장내용물의 수송능(輸送能)을 촉진시킨다.

작약의 10% 전액(煎液) 4 ml 를 토끼에 위내 투여하면 위운동을 항진시키고, 적출장관의 긴장을 상승시키며, 진폭을 증대시키고, adrenaline, atropine, papaverine에 의한 위운동억제에 길항작용을 나타낸다. aceTylcholine, histamine에 의한 운동항진에는 협력작용을 보여준다.
물엑스 25 mg을 흰쥐에 *i.p.*하면 혈청중의 요소N量은 6시간대에 최대(33%)로 감소하고 총 cholesterol량은 8시간에 최고(35%)로 증대하며, 16시간대에 모두 원상으로 회복된다.
작약의 50% alcohol엑스는 Gram양성균(*Staphylococcus aureus* 14주, *Bacillus subtillis* ATCC 6633)과 Gram음성균(*Escherichia coli* 7주, *Salmonella typhimurium* LT-2, *Proteus vulgaris* YO-1) 에 특별한 범위로 발육을 억제한다. Gram양성균에 길경엑스 1/3을 섞은 것을 5,8g/kg을 투여하면 크게 억제한다.
【임상응용】 腹滿, 腹痛, 下痢, 手足痙攣
【처방】 계지가작약탕(桂枝加芍藥湯), 작약감초탕(芍藥甘草湯), 사물탕(四物湯), 당귀작약산(當歸芍藥散)

139. 천궁(川芎) Ligustici Rhizoma (Cnidii Rhizoma)

【기원】 미나리과(Umbeliferae)에 속하는 川芎 Ligusticum chuanxiong Hort. (Cnidium officinale Makino) 의 근경을 그대로 또는 열탕에 쪄서 건조한 것이다.
【효능】 활혈행기(活血行氣), 거풍지통(祛風止痛)
【성분】 **정유**(1-2%) : ligustilide, butylidenephthalide, buthylphthalide, senkyunolide 등을 함유하고 그 외에 D-glucose, D-fructose, sucrose, amino acid 등을 함유한다.

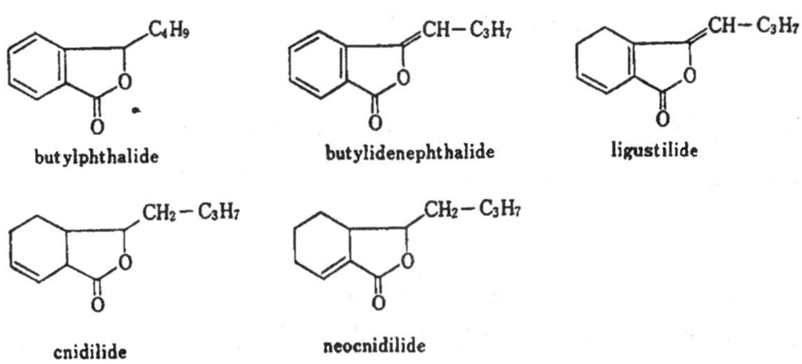

【약리작용】 천궁(궁궁)을 수증기 증류해서 얻은 유분(留分)을 염석(鹽析), ether로 추출하고 ether 분획에서 원료생약의 약 0.8%에 상당하는 유상물질을 얻었다. 유리산, phenol성 성분,

ester 및 lactone 화합물을 함유한 정유성분을 궁궁유라하고 각종 약리시험을 시도한다. 개구리(궁궁유 1마리당 0.01-0.05g), mouse(체중 10g당 약 0.05g 피하주사) 및 토끼(0.1g/kg 정맥주사)에 있어서 처음에는 중추자극에 기인한 하복부팽융(膨隆)(개구리), 두부진요(頭部振搖), 경련성 흡식(吸息)(mouse), 호흡흥분, 강직(强直)(토끼)의 증상이 인정되지만 어떤 경우에도 수의 운동하는 것이 감퇴되고 사지의 마비를 일으키며, 동공축소, 진정, 최면상태에 따른 체온의 저하를 인정하는 일로부터 궁궁유의 중추억제작용을 보고하고 있다. 또 mouse의 경우는 중추억제, 척추마비 등의 중추독에 의해 허탈증이 진행하고 대부분이 죽음에 이른다.

순환기계에 궁궁유는 토끼 (0.04g/kg i.v.) 의 혈압을 장기지속적으로 높이지만, 이 혈압의 상승에도 관계없이 뇌파에는 현저한 변화가 인정되지 않았다. 궁궁유 대량으로는 혈압은 점차 하강한다.

심장에 대해서는 직접적으로는 마비적으로 작용하고 확장기에서 정지시키는데에 관계없이 말초혈관은 궁궁유로 보다 더 확장시키기 때문에 결과적으로는 혈류량이 증가하는 것으로 보고하고 있다.

토끼 경동맥 혈류량에 대해서는 천궁 alcohol x.의 저농도(10,20,50mg/kg 귀정맥주사)에서 항진시키고, 고농도(100~200mg/kg 귀정맥주사)에서 억제적으로 작용하며 ether ex.에서는 대체로 억제적으로 작용한다고 보고되었다.

hexobarbital 수면시간을 에텔엑스 16mg/20g에서 2배로 연장하고, 물엑스는 5mg/20g으로 40%의 연장을 보여주는 것으로 인정되었다.

또한 에텔엑스 5, 10mg/20g은 metamphetamine(1mg/kg 피하주사)의 작용에 길항하고 물엑스 (1, 5mg/20g)은 직장(直腸)온도로 강하시키기 때문에 천궁의 진정작용을 결론내렸다.

萩庭 등의 실험에 관해서 마우스 성주기에 대해서는 천궁엑스의 장기투여에 의한 발정기의 촉진 효과가 인정되었다고 한다.

大井 등은 일본산 천궁, 중국산 천궁의 물ex.에 관해서 whittle법에 의한 진정, 항염증작용을 검토했는데, writhing 억제작용에 대한 ED_{50} 치는 각각의 생약중량환산으로 270mg/kg(日本産),/ 280mg/kg(중국산)이고, 함께 현저한 작용이 인정되었다.

색소투과성억제 작용에 관해서는 저용량으로의 억제에 대해서 고용량으로는 억제율이 저하되고, ED_{50}치를 下限으로 그 이상의 강한 억제를 보여주지 않는 것이 확실했다.

천궁에는 trypsin작용은 인정되지 않고 항궤양작용도 없지만 오히려 궤양의 발생을 촉진하는 경향이 인정된다.

천궁의 phthalide류에 관해서는 Magnus법에 의한 평활근이완작용이 검토되어 ligustilide butylidenphtalide에 이런 작용은 인정되고, 稲 등에 의하면 이 butylidenphthalide의 Ach, k^{+} 및 Ba^{++}에 대한 억제작용은 비특이성 길항에의한 것이라고 생각되는데 butylidenphthalide가 평활근 세포막에 있어서 Ca-store에서의 Ca^{++}유리 및 Ca^{++}의 passive 또는 active influx를 억제한 일을 시사하고 있다.

천궁을 주성분으로 하는 약욕료(藥浴料)를 사용하면, 피부온(皮膚溫)에 있어서는 보통의 탕욕과의 차이는 없지만, 皮膚溫의 상승률과 지속성이 우수한 점을 보고 했고, 궁궁유의 피부자극작용의 임상적 효과를 인정하고 있다.

천궁 엑스는 in vitro에서 influenza, virus, St. aureus, M. avium, P. vulgaris, E. coli에 대해서 강한 형균성은 나타나지 않지만 항균성이 있다는 보고도 있다. 또 천궁의 침액(浸液)은 피부진균에 대해서 유효하며, butylphthalide, cnidilide, neocnidilide에 활성이 있다고 한다.

중국에서는 천궁정유가 소량에서 혈압상승 작용을 나타내므로 저혈압의 치료에 쓰이는 경우가 있다. 대량에서는 혈압강하작용을 나타낸다. 또 관상동맥혈관, 하지(下肢)의 혈류량은 증가시킨다함.

【적용】 천궁과 당귀를 배합한 한방처방이 많이 있지만 당귀의 보혈, 활혈, 조경, 지통작용에 대해서 천궁은 활혈행기, 거풍지통작용이 있고, 당귀가 부인과 질환에 기인한 두통, 생리통에 쓰이는 반면에 천궁은 감기시의 두통, 풍습통에 사용한다.

월경불순, 냉증에는 당귀 등의 보혈제와 함께 쓰이는 외에 葛根湯에 신이와 함께 배합하고 축농증에 쓰인다.

방풍과 함께 쓰이면 거풍지통작용이 강해지고 통증이 심한 경우에는 형개, 백지, 세신을 가한다.

(2～5g)

【처방】 온경탕(溫經湯), 산조인탕(酸棗仁湯), 사물탕(四物湯), 당귀작약산(當歸芍藥散)

140. 당귀(當歸) Angelicae Radix

【기원】 미나리과(Umbelliferae)에 속하는 당귀 *Angelica gigas* 및 일당귀 *Angelica acutiloba*의 근을 그대로, 또는 쪄서 건조한 것이다.

【효능】 보혈활혈(補血活血), 조경지통(調經止痛), 윤장통변(潤腸通便)

【성분】 **정유** 약 0.2% 함유 : ligustilide, butylidenphthalide, sedanoic acid, safrol, *p*-cymene 등.

지방산 : palmitic acid, linolic acid, arachidonic acid이며,

Coumarin 유도체 : bergapten, scopoletin, umbelliferone이다.

Polyacetylene 화합물 : falcarinol, falcarindiol이며,

그밖에 n-dodecanol, β-sitosterol, glucose, vanilic acid, nicotic acid, folic acid, Vitamine B_{12}, biotin 등을 함유한다.

【약리작용】 당귀정유 0.01～0.03g을 개구리피하 임파내에 투여하면 호흡운동, 자발운동의 억제

등의 중추억제작용이 인정되는데 호흡마비 후 심장의 마비를 일으켜 사망하지만 마우스의 경우 0.01g/10g의 피하 투여에는 현저한 영향이 없고, 더욱이 고용량에서 중추억제작용을 일으킨다. 순환기계에 대하여는 혈관확장, 혈압저하, 심박수 감소를 일으키나 이 심장에의 작용은 직접은 아니고 중추성이라고 보고했다.

또, 0.25~0.3g/kg피하 투여에 의해, 溫刺發熱 토끼에 대해서 1℃내외의 해열작용이 인정된다.

그러나 개구리를 써서 *in vitro, in vivo*로 검토한 결과, 당귀 알콜엑스와 에텔엑스는 모두 고농도에서도 심장에는 거의 영향을 미치지 않고, 후지관류법 토끼귀혈관류법에 있어서도 알콜엑스 0.1~1.0%에서, 또 에텔엑스 0.5~2.0%에서 대부분 작용을 나타내지 않고 일과성의 혈관확장 또는 경도의 혈관확장작용이 인정된다.

토끼에 당귀의 열수추출물을 40%농도로 조제하고 그 0.5ml/kg을 정맥주사 또는 2ml/kg을 위내투여하고 안압 및 혈압에의 영향을 검토한 결과 정맥주사군의 전례(全例)에서 안압의 저하와 일과성의 급격한 혈압하강에 이어서 완만한 지속성의 혈압하강작용을 관찰했다.

체온강하작용이 인정되는데 이것은 말초혈관확장에 의한 것으로 생각된다. whittle법에 의한 진통항염작용(항침해활성작용)을 검토한 결과 당귀의 ED_{50}치는 약137mg/kg(생약건조중량으로 함)으로 되고 이것은 비교에 사용된 acetylsalicylic acid의 ED_{50}치에서 부터 임상적으로 충분히 유효하다고 추찰(推察)하였다. 성분검색에서 진통활성성분은 polyacetylene계 성분인 falcarindiol, falcarinol, falcarinolone 혹은 choline, scopoletin 등이 있는 것을 단리 확정했다. 더욱이 falcarindiol, choline은 bradykinin 동맥주사에 의한 진통작용의 검정에 대해서는 유효했다.

항염증활성성분인 β-sitosterol-D-glucoside 등을 얻었다.

순환기에 관해서는 적출심방표본에 대한 억제적이고 박동진폭을 감소시키며, 말초혈관을 확장시키고 토끼 정맥주사로는 분명한 혈압강하 혈류량 감소를 인정하고 있다. 국소적용에 관해서 급성 염증 반응에 대해서는 억제 경향을 보여 준다고 보고 하고 있다.

당귀엑스는 항균활성을 보여주지 않지만 그러나 당귀엑스는 streptomycin내성균에 대한 streptomycin 감성화 효과를 갖는다.

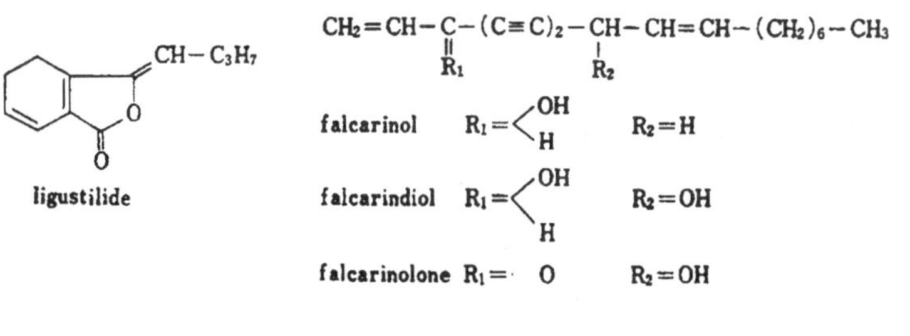

중국산 당귀에 관해서는 개, 토끼의 평활근에 대한 긴장을 높이고, 심장억제작용에 의한 혈압강하 후, 동맥혈관수축에 의한 혈압상승이 인정된다. 이뇨작용은 혈압상승에 수반해서 나타나지만 이뇨작용은 높은 함량(약40%)의 당질에 의한 것으로 인정한다. 한편 소량에서 대량까지 혈압하강작용이 인정된다고 하는 보고도 있다. 또 당귀에는 자성선(雌性腺)자극 hormone 様작용이 있으며 vitamine E 결핍 마우스에 작용해서 vitamine E결핍증을 치료하는 효과가 있다.

【임상응용】 한방에서 보혈, 강장, 진통작용을 목적으로 특히 부인과 질환(냉통, 빈혈, 혈행장애 및 여기에 수반된 정신증상등)에 쓰이는 경우가 많다. 중국의 당귀도 같은 부인과 질환치료의 주약으로 쓰이며 주로 월경불순에 사용하고 있다.

당귀는 온성의 보혈, 활혈제이므로 토혈, 성기출혈과다 등에는 쓰이지 않고, 또 장기복용시에 인후통, 비공(鼻孔) 작열감이 있는 경우에는 금은화 등의 양혈제(凉血劑)를 배합해서 사용한다. 용량은 當歸芍藥散은 한방처방에 3~12g 사용

【처방】 사물탕(四物湯), 당귀음자(當歸飮子), 당귀사역탕(當歸四逆湯), 당귀작약산(當歸芍藥散)

141. 도인(桃仁) Persicae Semen

【기원】 장미과(Rosaceae)에 속하는 살구나무 *Prunus persica* (L.) Batsch의 성숙한 종자를 건조한 것이다.

【효능】 활혈거어(活血祛瘀), 윤장통변(潤腸通便)

【성분】 지방유 42~45%, amygdalin, emulsion 단백질 등

【약리작용】 혈액응고시간에 관해서는 정상인 혈액의 응고시간 3분~3분 30초를, 1% 도인 알콜엑스는 8분 30초~9분 30초로, 1% 도인 물엑스는 5분으로 연장하므로써 혈액응고 억제작용을 인정하고 있다. 또 용혈작용도 인정된다.

2% 도인 알콜엑스는 몰모트자궁 및 장관에 대한 수축작용을 보여준다.

돼지 회충, 추출 단백질에 dinitrophenyl기를 conjugate시킨 것을 항원으로 하고 Bordetella pertussis와 함께 흰쥐를 면역하고 면역직후에서 5일간 100mg/kg/day의 피검생약 엑스를 복강내에 투여하고 8일째 혈청중의 과민성 항체의 역가를 측정한 경우 도인엑스의 경우에는 5mg/kg/day의 imuran과 같은 정도로 항체의 산생을 억제하고 있다. 또 HPFC(hemolytic plaque forming cell)산생에 미치는 영향에는 Jerne법에 의하면 100mg/kg/day의 도인엑스는 10mg/kg/day의 imuran과 같은 정도의 억제를 보였다. 또 48^{b} homologous PCA에 대한 영향에는 Evans blue 정맥주사에 의한 색소누출량을, 200mg/kg의 도인엑스가 유의성 있는 억제

를 나타낸다.

중국에서는 도인 홍화, 당귀 등을 배합시킨 桃紅四妙丸(湯)이 혈전폐색성 맥관염 18례에 대해서 치유 10례, 호전 6례, 악화 2례를 보고하고 있다. 또 도인은 실험적 결핵 mouse에 유효한 작용이 있다고 한다.

【임상응용】 소염성 구어혈제라 하여 무월경, 월경이상, 부인과 질환을 중심으로 쓰일 수 있다. 大塚에 의하면 도인을 배합한 傷寒論, 金匱要略의 처방인 抵當丸(湯), 桃核承氣湯, 桂枝茯苓丸, 大黃牧丹皮湯 등의 십방(十方)중에서, 桂枝茯苓丸, 葦莖湯의 2가지 방제 이외에는 모두 도인과 대황이 함께 쓰이게 되는데 어혈성(瘀血性)부인과질환에 쓰이게 되는 도인이 하초(下焦)에 작용하고 대황과 함께 어혈을 제거하는 효과가 현저하게 나타난다. 도인은 이(裏)에, 행인은 표(表)에, 또 도인은 오한 발열 등의 통증이 있을 때에 쓰이고 도인과 행인에는 차이가 있지만 도인을 행인에 대용(鷄鳴散)하기도 하고, 동일 처방에 도인, 행인을 배합(二母散)하기도 한다.

월경이상 등에 기인한 부인과 질환에 쓰이는 외에 경도(輕度)의 자궁근종, 난소의 종양에 적작약, 계지, 목단피, 복령 등과 함께 배합시키고, 타박 염좌(삔데) 등에 의한 내출혈이나 그 통증에 쓰이며 또 변비에도 쓰인다. 임부에 쓰여서는 안되고 또 다량으로 복용하면 청산중독을 일으키고 중국의 풍습으로 炒한 도인을 먹지만 수십粒으로 성인이 사망한 예도 보고되고 있다.

【처방】 계지복령환(桂枝茯苓丸), 대황목단피탕(大黃牧丹皮湯), 저당탕(抵當湯), 도핵승기탕(桃核承氣湯)

142. 목단피(牧丹皮) Moutan Radicis Cortex

【기원】 모란과(Paeoniaceae)에 속하는 모란 *Paeonia moutan* Sims의 근피를 건조한 것이다.

【효능】 청혈양혈(淸血凉血), 활혈산어(活血散瘀)

【성분】 **monoterpene 배당체** : paeonifilorin, oxypaeoniflorin, benzoylpaeoniflorin, benzoyloxy-paeoniflorin 등

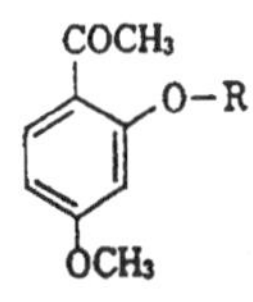

paeonol R=H
paeonoside R=Glc
paeonolide R=Rha−Glc−

phenol류 : paeonol, paeoniside, paeonolide 등과 그밖에 tannin을 함유한다.

【약리작용】 paeonol : paenol을 마우스에 *i.v., i.p., p.o.* 투여하면 진정효과와 체온하강을 일으키고 치사량에 가깝게 되면 정향반사 소실을 초래한다. LD_{50}은 19mg/kg *i.v.*, 781mg/kg *i.p.*, 3430mg/kg *p.o.*로 된다. paenol 125mg/kg i.p.는 마우스 자발운동의 억제와 caffeine 12.5mg/kg i.p.에 의해 유발시킨 운동을 억제하게 된다. 한편 구조상의 관련물질이며, 약한 억제

작용이 있다고 하는 acetophenone은 250mg/kg i.p.로 유의성 있는 작용은 보여 주지 않고, 마우스에 hexobarbital 수면은 125mg/kg i.p.와 500mg/kg p.o.로 연장시키지만 acetophenone 125mg/kg i.p.는 유의성 있는 작용을 보여주지 않았다. 마우스의 꼬리에 圧刺激法에 의한 진통효과는 250mg/kg i.p., 1g/kg p.o.로 인정되었고 초산 writhing에는 1g/kg p.o.로 진정효과를 보였다.

電擊 경련에는 paenol 250mg/kg *i.p.*와 phenobarbital 40mg/kg *i.p.*가, pentetrazol 경련에는 paeonol 250mg/g *i.p.*, 1g/kg *p.o.*, meprobamate 100mg/kg *i.p.*이, strychinine 경련에는 paenol 500mg *i.p.*와 meprobamate 100mg/kg *i.p.*가, 또 nicotine 경련에는 paeonol 500mg/kg *i.p.*, 1g/kg *p.o.*, phenobarbital 50mg/kg *i.p.*가 각각 억제효과를 나타낸다.

흰쥐의 caragenin, dextran, 초산에 의한 족저(足蹠)부종에 대한 paeonol 500mg/kg p.o., aspirin 400~500mg/kg p.o.와도 억제효과를 준다. 마우스에 대한 초산의 복강내 색소 침출작용은 paeonol 1g/kg p.o., aspirin 200mg/kg p.o.로 억제시키며 더욱이 초산과 serotonin에 의한 몰모트 피부색소 침출에 대해서는 paeonol 250~500mg/kg p.o., aminopyrin 250mg/kg p.o.로 억제를 준다. mustard에 의한 흰쥐의 지속성 족저부종은 paeonol 500mg/kg의 연속 투여로 억제를 주게 되었다. mouse의 구속수침 (25℃, 18시간) stress 궤양을 paenol 250 mg/kg i.p., 1g/kg p.o., aminopyrin 200mg/kg i.p., 400mg/kg p.o.,는 억제했다. Shay 유문결찰 흰쥐(4시간)에 대해서 paeonol 125mg/kg i.d., aspirin 400mg/kg i.d.는 위액분비를 억제했다. paeonol 5~10mg/kg *i.v.*는 토끼에 대해서 가벼운 혈압 강하, 심박수 감소, 호흡억제를 가져다 준다. 이 혈압 강하는 choline 작동성, histamine 양 작용, adrenaline β 작동성은 아니다. paeonol은 $5 \sim 10^{-5}$g/ml로 적출마우스 소장의 acetylcholine에 의한 수축과, 적출몰모트 소장의 histamine에 의한 수축을 몰모트 papaverine양으로 억제한다. 효력은 염산 papaverine의 약 1/10~1/20 보여주었다. 또 흰쥐 적출 자궁(발정기간)의 oxytocin에 의한 수축을 5×10^{-5}g/ml에서 매우 억제했고, 흰쥐 생체위자궁운동(발정기)을 20~30mg/kg i.v.에서 약간 억제했다. paeonol은 지혈작용을 나타낸다.

paeonol은 E. *coli* 0-28과 *Bacillus subtilis* N.R.R.N에 대해 1500배로, 또 *Staphylococcus aureus* 209 P와 *Streptococcus faecalis*에 대해서 2000배로 완전히 발육을 저지한다. 그에 관련해서 장내 방부작용이 있는 염화 berberine은 *Staphylococcus aureus* 209 P를 6400배로 저지한다. paeonol의 연속투여에 의한 영향을 보기 위해 생후 50일째의 Wistar계 female 흰쥐에 1일 1회 10, 100, 1000mg/kg p.o.를 7주간(일요일 제외) 투여했다. 질후(膣垢)시험에 의한 성주기는 paenol의 증량함에 있어 발정회수의 감소 경향을 나타냈으나, 체중곡선, 말초혈액검사, 시험종료시의 형태학적, 생화학적 혈액검사 장기중량에 있어서는 paeonol에 의한 것이라 생각되는 현저한 변화는 인식할 수 없었다.

흰쥐에 관해서 ^{14}C-paeonol(16.6mg/kg p.o., 6.6mg/kg i.v.)의 흡수, 분포, 배설, 대사의 연구에 의하면, 경구투여후의 혈중농도는 약20분에서 최고에 이르고 반감기는 p.o., i.v.로도 약 30분이다. 경구투여후 약3시간의 조직내 분포는 간, 신이 최고, 그다음 비, 폐, 심의 순이며 뇌, 근육, 고환에는 혈중농도 이하이다. 24시간후에는 간, 신, 비에는 분포가 격감하고 특정한 장에 분포하는 일은 없다. 경구투여된 paeonol은 뇨, 분(糞)중에 24시간에서 각각 88%, 5%, 4일간에 총량 97% 배설된다. 뇨중 주대사물은 2.5 dihydroxy-4-methoxyacetophenone, resacetophenone 및 paeonol의 포함체로 있다.

엑스 : 70% methanol 엑스는 1g/kg p.o.로 흰쥐 carragenin 足蹠부종을, 또 500mg/kg p.o.로 마우스의 초산에 의한 복강내 색소침출을 억제했다.

흰쥐의 adjuvant 관절염에 대한 이 엑스를 염증유도제 투여와 동시에 연속투여(500mg/kg/day p.o., 21일간)하면 1차 염증, 2차 염증이라도 억제하며 그 작용은 phenylbutazone 50mg/kg의 투여보다 유효하며 체중증가에 대한 영향을 주지 않는다. 또 2차 염증 전개시(기염제 투여후 10일간)에 이 엑스를 상기실험과 같이 연속투여하면 2차 염증을 억제하고, phenylbutazone보다 유효하였다.

알콜엑스(1×10^{-4}g/ml)와 물엑스(1×10^{-4}g/ml)는 in vitro에서 면역 용혈 반응시험에 대해서 용혈률을 대조군의 70% 이하로 감소시키는 항보체작용을 나타냈다.

알콜엑스(100g/kg i.p.)는 몰모트의 Forssman 전신성 anaphylaxis에서의 補体価의 감소를 억제하고 치사시간의 연장을 나타냈다. 또 토끼의 Arthus 반응을 100mg/kg i.p.를 약간 억제하였다.

【임상응용】 월경불순, 복통, 두통

【처방】 가미소요산(加味逍遙散), 계지복령환(桂枝茯苓丸), 청열보혈탕(清熱補血湯), 대황목단피탕(大黃牧丹皮湯)

143. 홍화(紅花) Carthami Flos

【기원】 국화과(composital)에 속하는 잇꽃 *Carthamus tinctorius* L의 관상화를 건조한 것이다. 꽃을 채집, 압착해서 건조한 것을 전화(錢花)라 한다.

【효능】 활혈거어(活血祛瘀), 소종지통(消腫止痛)

【성분】 **紅色素** : carthamin(0.3∼0.6%), **黃色素** : saflor yelllow(20∼30%)

flavonoid : carthamidin, neocarthamin과 그밖에 지방유, lignan 등을 함유한다.

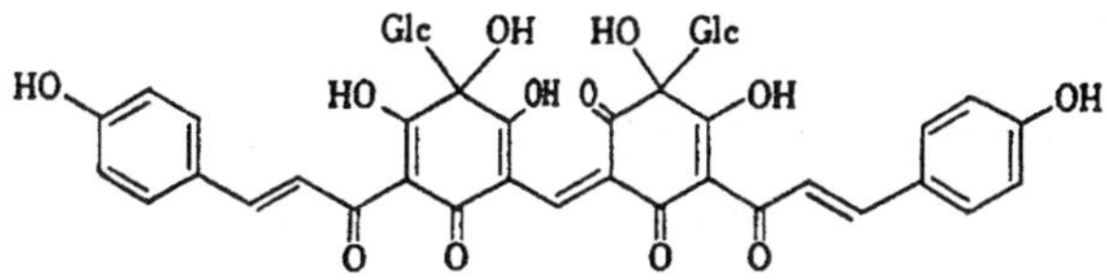

carthamin

【약리작용】 홍화전제는 마우스, 토끼, 몰모트, 고양이, 개 등의 자궁에 대하여 *in vivo, in vitro*에서 긴장성을 높이며, 율동성의 수축을 보인다. 대량으로 자궁운동을 증강시키며 경련을 일으키지만 그 작용은 임신자궁에서 현저하게 나타난다. 또 이 작용은 지속적이다. 장관 평활근에 대해서도 흥분작용을 일으키지만 작용은 지속적이 아니다. 호흡운동에 대한 현저한 작용은 인정되지 않지만 개, 고양이의 혈압을 장시간 하강시킨다. 또 개구리 적출 심장 표본에 대해서 억제작용을 보이지만 소량으로는 수축력, 수축율의 증대 등으로 흥분작용을 보이는 일이 인정된다. 혈관에 대해서 수축작용을 보이고 신장혈관에 대해서도 수축, 신용량의 축소가 인정된다고 한다. 기관지의 평활근도 수축시킨다. 한편, 난포 hormone 3000단위를 투여한 hamster의 자궁에 대하여 홍화의 50% methanol 추출 엑스는 50 l/ml의 농도 이하로는 수축작용을 보이지 않고, in vitro에서는 자궁수축 작용은 극히 약하다고 생각된다.

홍화 2000mg/kg p.o. 투여에 대해서 흰쥐 stress 궤양의 발생을 59.9% 억제한다고 한다.

【임상응용】 도인과 같이 자궁 흥분작용과 통경작용에 의해 월경통, 무월경을 치료한다. 산후의 오로, 하복부 통증에 대해 折衝飮 등의 처방이 쓰여진다. 또 협심증의 心部痛에 단기적으로는 유효하다고 한다. 挫傷, 捻挫, 타박 등에 의한 피하출혈, 내출혈에 홍화유와 홍화주를 외용시킨다. 내상에 의한 어혈증에는 소목, 당귀, 적작약을 배합한 跌打活血湯 등에서처럼 진통, 소염작용에 쓰인다. 부인에게는 써서는 않된다. 1~2g으로 양혈(養血)작용을, 12~15g으로 활혈작용을 기대하는 경우에 쓰이지만 보통 일본에서는 1~3g, 중국에서는 약 3배량 3~9g을 쓴다. 식품 혹은 향장품, 색소로 하는 것 등 용도도 광범위하다.

【처방】 갈근홍화탕(葛根紅花湯), 절충음(折衝飮), 치두창일방(治頭瘡一方)

144. 향부자(香附子) Cyperi Rhizoma

【기원】 사초과(Cyperaceae)에 속하는 향부자 *Cyperus rotundus* L.의 구경을 건조한 것

【효능】 소간이기(疏肝理氣), 조경지통(調經止痛)

【성분】 **sesquiterpene류** : cyperene, cyperol, isocyperol, α-cyperone, rotunol, epir

otunol 등

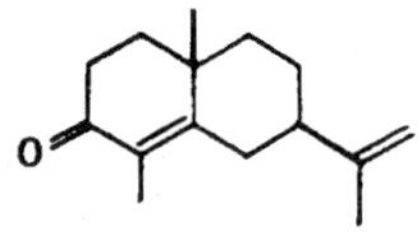

α-cyperone

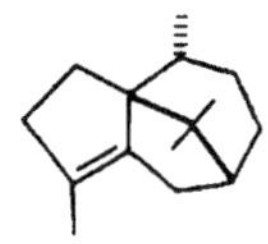

cyperene

monoterpene : α-pinene, cineol 그밖에 D-glucose, D-fructose, 지방유 등을 함유한다.

【약리작용】 urethane 마취의 토끼에 대해서, 향부자 알콜엑스를 Locke씨 액에 용해시키고 중탄산 나트륨으로 중화한 후, 생약 중량 100g 상당을 50ml에 조제하고 그의 2ml를 정맥내 주입하였으나 호흡, 혈압, 어느 것이라도 현저한 변화를 인정할 수 없었다. 자궁에 대한 작용은 몰모트, 토끼, 고양이, 개의 적출자궁에 대해서 자궁수축을 억제하고 이완시킨다. 이 향부자의 작용은 당귀 엑스보다 효과는 약하지만 유사한 작용이 있다고 한다. 또 난포 hormone 3000단위 투여후의 hamster 자궁각에 대한 향부자 엑스는 50g/ml의 농도로 수축작용을 나타내지 않았다. 향부자 엑스에는 마우스에 대한 진통작용을 나타낸다.

항균작용에 관해서는 14종의 진균중 *Sclerotinia sclerotiorum, phytophthora capsici, colletotrichum chardonianum, Aspergillus niger*의 4종에 유효하다.

【임상응용】 향부자를 쓰는 처방 예로 **香附散, 芎歸調血飮** 등이 있고 월경불순, 월경통, 부인과질환부터 오는 정신불안에 쓰일 수 있지만 血, 內熱의 경우에는 쓰이지 않는다고 한다.

【처방】 향사육군자탕(香砂六君子湯), 향소산(香蘇散), 여신산(女神散)

145. 익모초(益母草) Leonuri Herba

【기원】 꿀풀과(Labiatae)에 속하는 익모초 *Leonurus sibiricus* L.의 전초를 말린 것이다. 종자는 충위자라고 한다.

【효능】 활혈거어(活血祛瘀), 이뇨소종(利尿消腫)

【성분】 **alkaloid** : leonurine, stachydrine, leonuridine과

flavonoid : rutin **유기산** : benzoic acid, lauric acid, linolenic acid, oleic acid 등, 그밖에 arginine, 4-guanidine-1-butanol, sterol, stachyose, vitamine A 등을 함유한다.

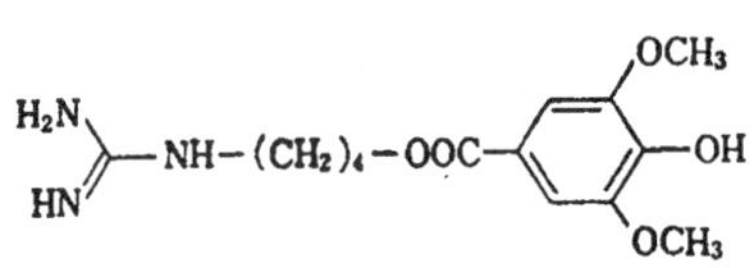

leonurine

【약리작용】 익모초 alkaloid leonurine에 관해서 여러 가지 약리실험을 시행했다. leonurine은 개구리에 0.4~0.6g/kg가 최소치사량이며 호흡억제, 동공축소, 사지이완을 보이고, 정향반사를 소실시켜 사망한다. 그러나 심근수축력, 심박수는 증대하고 호흡정지 후에 개흉(開胸)을 하면 박동을 관찰할 수 있다. 골격근에 관해서도 그 반응성을 갖하고 있지만 운동신경말단에서 curare양 마비작용을 일으키는 것이라고 추정했다. 마우스에 관해서도 대체로 동일한 결과가 얻어진다. 두꺼비 후지관류에 의한 혈관수축 작용이 인정된다. 1% leonurine 0.5ml를 고양이에 정맥투여하면 일과성의 혈압강하, 그 후 혈압은 상승 경향을 보이며 호흡운동이 흥분되지만 증량하면 마비시킨다.
익모초 엑스는 자궁근 수축력, 긴장성을 증강시키고 그 외 작용은 safran양이지만 효력은 약하며 그 활성성분은 잎에 많고 수성 엑스보다 alcohol 엑스쪽에 효과가 크다고한다. 난포 hormone 3000단위를 피하투여한 hamster의 자궁각에 대해서 익모초의 50% 알콜엑스는 50 l/ml이하에서는 자궁 수축작용을 보이지 않고 자궁에 대한 작용은 약하다고 보고하고 있다.
leonurine 0.4μg/ml에서 흰쥐 자궁에 대해 수축작용이 있다. 또 익모초 수성엑스 10mg/kg을 토끼에 경구투여하고, 투여전후에 채혈한 혈액의 응고시간을 Brodie-Bussel and Bogg의 측정기로 측정한 결과, 약하지만 혈액응고 촉진작용을 나타낸다고 한다.
【임상응용】 芎歸調血飮, 調經湯 등 월경불순을 시작으로한 부인과질환, 산후의 신경증에 쓰이는 한방처방에 배합하고 있으며, 또 신염이나 신결석에 의한 혈뇨에는 황정, 석위(*pyrrosia, lingua* 의 지상부), 동규자〔Abutilon, avicennae(90~120g/日)의 성숙종자〕 등과 배합시켜 쓰고 있다. 부인병에는 1~1.5g, 신염 등에는 대폭으로 증량시킨다.
더우기 충위자는 익모초의 종자로 동일한 용도로 쓰이지만 어혈을 제거하고 동시에 보혈의 작용이 있으며, 부정출혈, 월경과다에 쓰인다.
보통 9~15g을 쓴다. 다량을 복용하면 중독(전신허탈, 탈력감) 증상을 일으킨다.
【처방】 궁귀조혈음(芎歸調血飮)

146. 포공영(蒲公英) Taraxaci Herba

【기원】 국화과(compositae)에 속하는 민들레, *Taraxacum mongolicum* Hand-Mazz 동속식물의 전초를 건조한 것이다.
【효능】 청열해독(清熱解毒), 소옹산결(消癰散結)
【성분】 전초에 taraxasterol, choline, inulin, pectin 등을 함유한다.
*T. officinale*의 근에는 triterpenoid의 taraxol, taraxerol, taraxasterol, β-amyrin

steroid의 stigmasterol, β-sitosterol
그외 fructose, sucrose, glucose, choline, 유기산 수지 등을 함유한다.
엽에는 carotenoid의 lutein(xanthophyll), violaxanthin 등, vitamine C, D 등을 함유한다.
꽃에는 triterpenoid의 arnidiol, carotenoid의 flavoxanthin, lutein 등을 함유한다.

【약리】 담낭루관(膽囊瘻管) 개에 대해서 이담작용을 보여주지만 유효성분은 정유가 아니고 수지화합물 중에 함유된 caffeic acid로 작용이 있을 것으로 추정된다. 또, 유암에 대해 유효하다고 하지만 사람암에서 유래의 JTC-26株와 정상주를 써서 증식률을 검정한 경우, 포공영 엑스는 암세포에 억제적으로 작용하지만 정상세포에도 장해한다.
rice-seedling법에 의한 식물성장 억제성분은 abscisic acid라고 한다.

【임상응용】 고미건위제, 최유제, 혹은 서양에서는 야채로 쓰이고 있지만 한방에서는 급성 유선염, 급성 충수염 등의 중요한 생약이다.
한방에서는 乳癰湯, 蒲茵湯, 蘭尾淸化湯 등에 쓰이는데 급성유선염의 초기에 금은화, 연교 등과 배합 된다.
결막염 등의 세안에도 쓰이며 일반적인 소염해독제이다.
1일 15∼30g, 대량으로는 60g을 쓴다.

【처방】 포공영탕(蒲公英湯)

찾아보기

한·방·약·리·학

초판 발행 / 1998년 3월 2일(1쇄)
/ 2020년 2월 29일(5쇄)

저자 한국생약학교수협의회
발행인 김정찬

발행처 도서출판 정담
주소 서울특별시 송파구 송이로17길 50-27
(가락동 13-10) 2층
전화 02-443-2791
팩스 02-430-7370
홈페이지 www.jdb.co.kr
등록 제 22-135호

정가 15,000원
ISBN 978-89-8085-846-0